Krankenpfleger

in der

Neonatologie

Der vollständige Leitfaden

ALEXANDRE CAREWELL

Inhaltsverzeichnis

« Neonatologie: Wenn die Menschen in der Mini-Version auftauchen und die Updates noch installiert werden müssen ! »

Einführung

Die Magie der Neonatologie: ihre Bedeutung verstehen

Von den ersten Augenblicken an, in denen ein Neugeborenes seine Augen für die Welt öffnet, tritt die Neonatologie auf den Plan. Sie ist nicht einfach ein Zweig der Medizin oder eine Abfolge medizinischer Protokolle, sondern die Wiege, in der Wissenschaft auf Kunst trifft, Technik auf Instinkt, jeder Atemzug, jeder Herzschlag ein Wunder an sich.

In der Neonatologie treffen zwei Welten aufeinander: die riesige Welt der Medizin und die ganz kleine Welt des Neugeborenen. Und in diesem Raum, in dem die Gesten gleichzeitig präzise und sanft sein müssen, in dem Entscheidungen in einem Wimpernschlag getroffen werden, verbirgt sich eine Art Magie. Diese Magie lässt sich nicht allein durch Zahlen, Diagnosen oder hochmoderne Geräte erklären. Sie liegt in der Fähigkeit, Hoffnung zu geben, Trost zu spenden und eine unzerstörbare Bindung zwischen einem Kind und seinen Eltern herzustellen, manchmal sogar, bevor diese das Kind in die Arme schließen konnten.

Um die Bedeutung der Neonatologie wirklich zu verstehen, muss man erkennen, dass sie weit mehr als eine medizinische Disziplin ist. Sie ist der lebendige Ausdruck unseres kollektiven Wunsches, das Leben in seinen zerbrechlichsten Momenten zu schützen, zu pflegen und zu schätzen. Jede Fachkraft in der Neonatologie, vom Krankenpfleger, der die Temperatur im Inkubator überwacht, bis zum Arzt, der die Vitalzeichen beurteilt, hat eine Aufgabe: sicherzustellen, dass jedes Neugeborene, egal welchen Herausforderungen es ausgesetzt ist, die bestmögliche Chance auf einen guten Start ins Leben hat.

Bei näherer Betrachtung ist die Magie der Neonatologie allgegenwärtig: in der Wärme einer beruhigenden Hand, im sanften Flüstern eines Wiegenlieds, das einem Baby ins Ohr gesungen wird, und im Stolz eines Teams, wenn ein Kind die Station gesund verlässt. Dieser Zauber spiegelt unsere Menschlichkeit, unsere Hingabe und unser tiefes Verständnis dafür wider, dass jedes Leben, wie klein es auch sein mag, von unschätzbarem Wert ist.

Der Krankenpfleger in der Neonatologie : eine zentrale Rolle

Im Herzen der Neonatologieabteilung, wo das Leben mit erstaunlicher Kraft und Zerbrechlichkeit zum Ausdruck kommt, ist der Krankenpfleger eine tragende Säule. Seine Anwesenheit ist sowohl beruhigend als auch wesentlich, denn er oder sie ist oft der erste menschliche Kontakt, die erste sanfte Stimme und die erste Berührung für diese Babys, die gerade erst in diese Welt eingetreten sind.

Krankenpfleger in der Neonatologie sind mehr als nur Pfleger, sie sind Wächter, Hüter des Lebens im wahrsten Sinne des Wortes. Sie sind die stillen Zeugen des ersten Herzschlags, des ersten Lächelns, aber auch der Momente des Schmerzes und der Herausforderung. Sie sind diejenigen, die Tag für Tag, Nacht für Nacht an der Seite dieser kleinen Wesen stehen und ihnen die Pflege, Aufmerksamkeit und Liebe zukommen lassen, die sie brauchen.

Krankenpfleger/innen in der Neonatologie verabreichen nicht nur Medikamente oder überwachen Monitore. Er oder sie ist ein subtiler Interpret der Signale, die die Neugeborenen, die noch nicht sprechen können, aussenden. Eine leichte Farbveränderung, ein veränderter Atemrhythmus, ein ungewöhnliches Verhalten - nichts entgeht seinem fachkundigen Blick. Dank seines Fachwissens und seines Einfühlungsvermögens ist der Krankenpfleger in der Lage, die Gefühle des Babys zu verstehen und mit bemerkenswerter Genauigkeit auf seine Bedürfnisse einzugehen.

Diese zentrale Rolle geht jedoch weit über die rein medizinische Versorgung hinaus. Der Krankenpfleger ist auch eine unerschütterliche Stütze für die Eltern, die oft ratlos und besorgt sind. Er oder sie ist es, der sie anleitet, beruhigt, informiert und sie bei diesem Abenteuer voller Emotionen und Unsicherheiten begleitet. Manchmal ist der Krankenpfleger in der Neonatologie ein Vertrauter, manchmal ein Erzieher, er baut tiefe und dauerhafte Beziehungen zu diesen Familien auf und wird zu einem wesentlichen Glied in der Kette der Pflege und der Liebe, die diese Babys umgibt.

Krankenpfleger/in in der Neonatologie zu sein bedeutet, eine Lebensaufgabe zu übernehmen. Man entscheidet sich dafür, da zu sein, wenn das Leben beginnt, um dafür zu sorgen, dass jedes Baby, egal in welcher Situation, den bestmöglichen Start erhält. Es bedeutet, sich dafür zu entscheiden, sein Herz, seine Seele und seine Fähigkeiten in den Dienst dieser kleinen Leben zu stellen, die im Gegenzug eine unerschöpfliche Quelle der Inspiration, Dankbarkeit und des Staunens bieten.

Kapitel 1 :
DER WEG DES KRANKENPFLEGERS IN DER NEONATOLOGIE

Wie man sich vorbereitet für eine Karriere in der Neonatologie

Die Neonatologie ist ein spezialisierter und anspruchsvoller medizinischer Bereich, der jedoch auch unvergleichliche Belohnungen bietet. Für diejenigen, die sich von diesem Tätigkeitsfeld angezogen fühlen, erfordert die Vorbereitung auf eine erfolgreiche Karriere in der Neonatologie eine Kombination aus formaler Ausbildung, praktischer Erfahrung und persönlicher Entwicklung. Hier sind die Schritte, um sich angemessen vorzubereiten:

Erstausbildung und Spezialisierung :

Beginnen Sie mit einer Ausbildung in Krankenpflege oder Medizin, je nachdem, ob Sie Krankenpfleger/in für Neugeborene oder Neonatologe/in werden möchten.

Für Ärzte gilt, dass Sie nach Ihrem Abschluss in Medizin eine Facharztausbildung in Pädiatrie absolvieren müssen, gefolgt von einer Subspezialisierung in Neonatologie.

Krankenpfleger sollten eine Spezialisierung oder Zertifizierung in neonataler Krankenpflege in Erwägung ziehen.

Klinische Erfahrung :

Arbeiten Sie in pädiatrischen Umgebungen, um sich mit der Pflege von Säuglingen und Kindern vertraut zu machen.

Absolvieren Sie Praktika oder Rotationen in neonatalen Intensivstationen (NICUs), um direkte Erfahrungen zu sammeln.

Entwicklung von Soft Skills :

In der Neonatologie geht es nicht nur um technische Fähigkeiten; sie erfordert auch Mitgefühl, Geduld und eine ausgezeichnete Kommunikation. Schulungen in medizinischer Kommunikation oder emotionaler Unterstützung können von Vorteil sein.

Lernen Sie, im Team zu arbeiten. Die Neonatologie ist kollaborativ und bezieht häufig Spezialisten, Therapeuten, Sozialarbeiter und natürlich die Familien mit ein.

Weiterbildung :

Die Medizin entwickelt sich schnell weiter. Nehmen Sie regelmäßig an Konferenzen, Workshops und Kursen teil, um mit den neuesten Forschungen und Techniken in der Neonatologie Schritt zu halten.

Networking :

Treten Sie Berufsorganisationen bei, die mit Neonatologie zu tun haben. So bleiben Sie nicht nur über die neuesten Trends auf dem Laufenden, sondern treffen auch Mentoren und Kollegen, mit denen Sie Ideen und Erfahrungen austauschen können.

Sich um sich selbst kümmern :

Die Neonatologie kann emotional sehr anspruchsvoll sein. Es ist entscheidend, Resilienzstrategien zu entwickeln, sei es durch Meditation, Bewegung, Therapie oder andere Methoden zur Stressbewältigung und zur Vermeidung von Burnout.

An der Suche teilnehmen :

Wenn Sie sich leidenschaftlich für die kontinuierliche Verbesserung der Neugeborenenpflege einsetzen, sollten Sie erwägen, sich an klinischen Studien oder Forschungsprojekten zu beteiligen. Dies kann nicht nur dazu beitragen, das Fachgebiet voranzubringen, sondern auch Ihren Ruf als Experte etablieren.

Ethik und Kulturbewusstsein :

Erwerben Sie ein solides Verständnis für ethische Fragen im Zusammenhang mit der Pflege von Neugeborenen. Angesichts der Vielfalt der Familien, mit denen Sie zu tun haben werden, kann außerdem eine Schulung in Kultursensibilität wertvoll sein.

Die Vorbereitung auf eine Karriere in der Neonatologie erfordert Zeit, Anstrengung und tiefe Hingabe. Doch für diejenigen, die in diesen Bereich berufen werden, ist das Privileg, Neugeborene und ihre Familien in so entscheidenden und emotionalen Momenten zu begleiten, eine Belohnung an sich.

Schlüsselkompetenzen um sich im Bereich auszuzeichnen

Die Neonatologie erfordert, wie andere medizinische Fachgebiete auch, eine einzigartige Kombination von Fähigkeiten, um eine hochwertige Versorgung von Neugeborenen zu gewährleisten und deren Familien zu unterstützen. Um sich in diesem Bereich auszuzeichnen, sind hier einige wichtige Fähigkeiten, die Sie entwickeln und verfeinern sollten:

Klinische Kompetenz:

Fundierte Kenntnisse der neonatalen Physiologie und Pathologie.

Fähigkeit, hochentwickelte medizinische Geräte zu bedienen und zu interpretieren.

Beherrschung der spezifischen medizinischen Verfahren in der Neonatologie.

Feinbeobachtung:
- Neugeborene können ihr Unwohlsein nicht verbal ausdrücken. Daher ist eine geschärfte Beobachtungsgabe entscheidend, um subtile Anzeichen von Not oder Krankheit zu erkennen.

Kommunikationsfähigkeiten:
- Erklären Sie Eltern und Verwandten komplexe medizinische Situationen klar und ruhig.
- Effektive Zusammenarbeit mit einem multidisziplinären Team, einschließlich anderer Ärzte, Krankenpfleger, Therapeuten und Sozialarbeiter.

Empathie und Mitgefühl:
- Pflege mit Mitgefühl leisten und die Emotionen von Eltern und Familien verstehen und respektieren.

Umgang mit Stress:
- Die Neonatologie kann emotional belastend sein. Die Fähigkeit, mit Stress umzugehen und in Notsituationen schnelle Entscheidungen zu treffen, ist von entscheidender Bedeutung.

Ethische Kompetenz:
- Angesichts heikler Situationen wie Entscheidungen am Lebensende oder komplexer medizinischer Dilemmasituationen ist ein solides Verständnis ethischer Fragen von entscheidender Bedeutung.

Kontinuierliche berufliche Weiterentwicklung:
- Bereitschaft und Fähigkeit, sich über die neuesten Forschungsergebnisse, Techniken und Praktiken in der Neonatologie auf dem Laufenden zu halten.

Organisatorische Fähigkeiten:
- Effektive Verwaltung mehrerer Patienten, wobei sichergestellt wird, dass jedes Neugeborene rechtzeitig die richtige Pflege erhält.

Kulturelle Sensibilität:
Verstehen und respektieren Sie die unterschiedlichen Kulturen und Überzeugungen der Familien, da dies medizinische Entscheidungen und Pflegepräferenzen beeinflussen kann.
Emotionale Widerstandsfähigkeit:
Darauf vorbereitet sein, mit emotional intensiven Situationen umzugehen, einschließlich des Verlusts von Patienten oder unerwarteter medizinischer Komplikationen.
Patientenzentrierter Ansatz:
Dem Wohlbefinden des Neugeborenen stets Priorität einräumen und darauf achten, dass die Pflege auf die individuellen Bedürfnisse des Patienten und seiner Familie zugeschnitten ist.

Durch die Kombination dieser Fähigkeiten mit einer Leidenschaft für das Wohlergehen von Neugeborenen und einer Verpflichtung zu klinischer Spitzenleistung wird jede Fachkraft für Neonatologie gut positioniert sein, um eine außergewöhnliche Versorgung zu bieten und einen bedeutenden Unterschied im Leben ihrer Patienten und deren Familien zu machen.

Karriereentwicklung : Spezialisierungen, Unterricht, Management

Die Karriere in der Neonatologie ist, wie in vielen anderen medizinischen Bereichen auch, reich und vielfältig und bietet Fachkräften die Möglichkeit, sich entsprechend ihren Interessen und Bestrebungen weiterzuentwickeln und zu spezialisieren. Im Folgenden finden Sie einige Wege für die berufliche Entwicklung in diesem spannenden Bereich :

Weiterführende Spezialisierungen :

Fetalmedizin: Schwerpunkt auf der Diagnose, Beratung und Behandlung von fetalen Krankheiten.

Neuro-Neonatologie: Spezialisierung auf die neurologische Versorgung von Neugeborenen mit Schwerpunkt auf Erkrankungen des Gehirns und des Nervensystems.

Kardio-Neonatologie: Fokus auf angeborene und erworbene Herzstörungen bei Neugeborenen.

Klinische Forschung :

Fachkräfte können sich dafür entscheiden, sich stärker in der Forschung zu engagieren und so zur Weiterentwicklung von Wissen, Techniken und Behandlungen in der Neonatologie beizutragen.

Unterricht und Ausbildung :

Unterrichten der nächsten Generation von Neonatologen oder Krankenpflegern in der Neonatologie an akademischen Einrichtungen.

Als Referent oder Trainer an Seminaren, Workshops und Konferenzen teilnehmen.

Management und Führung :

Stationsleitung: Leitung eines Teams aus Neonatologen, Krankenpflegern und anderen Gesundheitsfachkräften auf einer neonatologischen Intensivstation.

Krankenhausverwalter: Verwaltet und beaufsichtigt den Betrieb einer neonatologischen Abteilung oder einer Fachabteilung in einem Krankenhaus oder medizinischen Zentrum.

Berater/in für Gesundheitspolitik: Zusammenarbeit mit politischen Entscheidungsträgern bei der Beeinflussung und Formulierung politischer Maßnahmen im

Zusammenhang mit der Gesundheit von Neugeborenen.

Beratung :

Als Experte für Neonatologie Beratungsdienste für andere Krankenhäuser, Kliniken oder Institutionen anbieten, die die Entwicklung und Verbesserung der klinischen Praxis anleiten.

Internationale Entwicklung und humanitäre Arbeit :

Zusammenarbeit mit internationalen Organisationen zur Verbesserung der Neugeborenenversorgung in Entwicklungs- und Krisengebieten.

Teilnahme an kurzfristigen medizinischen Einsätzen, um in bedürftigen Regionen fachärztliche Versorgung zu leisten.

Medizinische Technologie und Innovation :

Zusammenarbeit mit der medizinischen Industrie, um neue Geräte, Werkzeuge oder Technologien zu entwickeln und zu testen, die für die Pflege von Neugeborenen geeignet sind.

Die berufliche Entwicklung in der Neonatologie bietet viele Möglichkeiten, sich zu spezialisieren, Führungsverantwortung zu übernehmen, die zukünftige Richtung des Fachbereichs zu beeinflussen und vor allem weiterhin einen bedeutenden Unterschied im Leben der Patienten und ihrer Familien zu machen.

Kapitel 2:
EINTAUCHEN IN DAS UNIVERSUM DER NEONATOLOGIE

Ursprünge und Geschichte der Neonatologie

Die Neonatologie gilt zwar als ein relativ neues medizinisches Fachgebiet, hat aber Wurzeln, die sich über mehrere Jahrhunderte erstrecken. Die Entwicklung dieses Fachgebiets spiegelt die Geschichte der Medizin selbst wider, die von technologischen Fortschritten, wissenschaftlichen Entdeckungen und einem wachsenden Engagement für die Gesundheit von Neugeborenen geprägt ist.

Antike bis zur Renaissance:
Obwohl die Pflege von Neugeborenen schon immer ein Anliegen der Menschen war, basierten die Methoden weitgehend auf Tradition, Aberglauben und empirischer Beobachtung. In Schriften von Hippokrates, Aristoteles und anderen Ärzten des Altertums werden Ratschläge für die Pflege von Neugeborenen erwähnt.

17. und 18. Jahrhundert
In Europa tauchten "Brutkästen" auf, die von den in der Geflügelzucht verwendeten Inkubatoren inspiriert waren. Diese ersten Einrichtungen waren rudimentär, aber sie zeigten, dass man die Verletzlichkeit von Frühgeborenen erkannte.

19. Jahrhundert
Mit dem Industriezeitalter wurden auf Ausstellungen und Messen "Brutkästen" mit

Frühgeborenen ausgestellt, um die Aufmerksamkeit der Öffentlichkeit auf die Bedürfnisse von Frühgeborenen zu lenken.

1880 führte Dr. Étienne Stéphane Tarnier in der Maternité de Paris den ersten Krankenhausinkubator für Frühgeborene ein und markierte damit einen Wendepunkt in der medizinisch unterstützten Versorgung von Neugeborenen.

20. Jahrhundert:

In der ersten Hälfte des Jahrhunderts wurden Antibiotika eingeführt, wodurch die Überlebensraten infizierter Neugeborener erheblich verbessert wurden.

In den 1960er Jahren, mit dem Aufkommen der mechanischen Beatmung und der kontinuierlichen Überwachung, begannen sich die neonatologischen Intensivstationen (NICUs) auszubreiten, die Neugeborenen eine spezialisierte Versorgung boten.

Im Laufe der Jahrzehnte haben Forschung und Innovation zu kontinuierlichen Verbesserungen geführt, insbesondere in den Bereichen Neugeborenenernährung, Atmungsmanagement und Neuroprotektion.

21. Jahrhundert:

Der Schwerpunkt liegt auf einem ganzheitlichen Ansatz in der Neugeborenenpflege. Dabei geht es nicht nur um das Überleben, sondern auch um die langfristige Lebensqualität der Neugeborenen.

Die evidenzbasierte Medizin wird zur Norm, mit Protokollen und Richtlinien, die auf der Grundlage strenger klinischer Studien entwickelt wurden.

Die Bedeutung einer familienzentrierten Pflege wird anerkannt, wobei die Eltern stärker in die Pflege und die Entscheidungsfindung einbezogen werden.

Die Neonatologie als dediziertes medizinisches Fachgebiet ist erst wenige Jahrzehnte alt. Die Wurzeln der Sorge um und der Pflege von Neugeborenen reichen jedoch weit in die Vergangenheit zurück. Die Fortschritte, die im Laufe der Jahrhunderte erzielt wurden, spiegeln nicht nur die Entwicklung von Wissenschaft und Technik wider, sondern auch ein wachsendes Verständnis und eine Wertschätzung für das Leben der Schwächsten unter uns.

Struktur und Organisation einer Neonatologieeinheit

Eine neonatologische Station ist eine spezialisierte Umgebung, die sich der Pflege von Neugeborenen widmet, insbesondere von solchen, die zu früh, mit angeborenen Erkrankungen oder mit Komplikationen während oder nach der Geburt geboren wurden. Die Struktur und Organisation dieser Stationen ist darauf ausgelegt, den einzigartigen Bedürfnissen der Patienten gerecht zu werden und gleichzeitig die Effizienz, Sicherheit und Zusammenarbeit zwischen den Gesundheitsfachkräften zu fördern.

Zonierung :
Neugeborenen-Intensivstation (NICU) : Für Neugeborene, die intensive Pflege, ständige Überwachung und spezialisierte medizinische Eingriffe benötigen.
Intermediate Care Unit: Für Neugeborene, die keine Intensivpflege mehr benötigen, aber noch nicht bereit für die Verlegung in die Pädiatrie oder die Entlassung nach Hause sind.

Bereich für Eltern : Spezielle Bereiche, in denen Eltern sich ausruhen, essen und Zeit mit ihrem Baby verbringen können.

Ausstattung und Technologien :

Inkubatoren: Bieten eine kontrollierte Umgebung in Bezug auf Temperatur, Luftfeuchtigkeit und Sauerstoff.

Beatmungsgeräte: Zur Unterstützung der Atmung von Neugeborenen.

Monitore: Zur kontinuierlichen Überwachung der Herzfrequenz, der Sauerstoffsättigung, des Blutdrucks und anderer Vitalparameter.

Phototherapiegeräte: Zur Behandlung von Neugeborenengelbsucht.

Pumpen und Fütterungsgeräte: Zur Versorgung von Babys, die noch nicht gestillt oder normal ernährt werden können.

Personal :

Neonatologen: Kinderärzte, die auf die Behandlung von Neugeborenen spezialisiert sind.

Krankenpfleger in der Neonatologie: Sie sind speziell für die Betreuung von Neugeborenen ausgebildet und spielen eine zentrale Rolle bei der täglichen Pflege und Überwachung.

Atemtherapeuten: Spezialisten, die sich auf die Atmungsbedürfnisse von Neugeborenen spezialisiert haben.

Ernährungswissenschaftler: Um sicherzustellen, dass jedes Neugeborene die richtige Ernährung erhält.

Apotheker: Zur Verwaltung und Beratung über neonatologiespezifische Medikamente.

Sozialarbeiter und Psychologen: Unterstützen die Familien bei emotionalen und logistischen Herausforderungen.

Spezialisierte Berater: Einschließlich Kardiologen, Neurologen, Kinderchirurgen, je nach Bedarf der Patienten.

Zusammenarbeit mit anderen Abteilungen :
Enge Verbindung mit der Entbindungsstation, der Kinderchirurgie, dem Labor, der Radiologie und anderen Abteilungen, um eine umfassende Betreuung zu gewährleisten.

Unterstützung für Familien :
Bildungsprogramme für Eltern über die Pflege von Neugeborenen, das Stillen, die Ernährung usw.

Eigene Bereiche zum Stillen, für Haut-zu-Haut-Beziehungen und für die Beteiligung der Eltern an der Pflege.

Protokolle und Verfahren :
Evidenzbasierte Richtlinien für die Behandlung verschiedener Beschwerden und Situationen, von der Atmung über Infektionen bis hin zur Ernährung.

Die Organisation einer neonatologischen Station spiegelt die Komplexität und die besonderen Bedürfnisse von Neugeborenen wider. Jedes Element, sei es die Ausstattung, das Personal oder die Verfahren, soll die bestmögliche Versorgung dieser besonders gefährdeten Patienten und ihrer Familien gewährleisten.

Die wichtigsten Ausrüstungsgegenstände : von Inkubatoren bis zu Herzmonitoren

Die Neonatologie ist ein Bereich, in dem Technologie und Geräte eine entscheidende Rolle spielen. Jedes Gerät ist auf die speziellen Bedürfnisse von Neugeborenen zugeschnitten, insbesondere von Frühgeborenen oder Kindern mit Gesundheitsproblemen. Diese Geräte können nicht nur Leben retten, sondern auch die Lebensqualität der Babys während ihres Krankenhausaufenthalts verbessern.

Brutstätten :

Zweck: Inkubatoren schaffen eine kontrollierte Umgebung für Neugeborene, indem sie die Temperatur, die Luftfeuchtigkeit und manchmal auch den Sauerstoff regulieren. Sie schützen die Babys auch vor Infektionen, Lärm und übermäßiger Beleuchtung.

Typen: Es gibt Standardinkubatoren, transportable Inkubatoren für die Verlegung von Babys zwischen Krankenhäusern und Inkubatoren mit integrierten Phototherapiesystemen.

Neonatale Beatmungsgeräte :

Funktion: Diese Geräte bieten Atemunterstützung für Babys, die nicht selbstständig atmen können. Sie sind so konzipiert, dass sie Luft und Sauerstoff mit einer Feinfühligkeit liefern, die der empfindlichen Lunge von Neugeborenen angemessen ist.

Arten : Überdruckbeatmungsgeräte, CPAP (kontinuierlicher positiver Atemwegsdruck), Hochfrequenzbeatmungsgeräte.

Herzmonitore :

Funktion: Sie überwachen kontinuierlich die Herzfrequenz des Babys und erkennen Unregelmäßigkeiten oder Arrhythmien.

Merkmale: Ausgestattet mit Bildschirmen zur Anzeige der Herzfrequenz in Echtzeit, Alarmen zur Meldung von Anomalien und manchmal eingebunden in globale Überwachungssysteme.

Sauerstoffsättigungsmonitore :

Funktion: Sie messen die Sauerstoffmenge im Blut des Babys, oft mithilfe eines Sensors am Fuß oder an der Hand.

Merkmale: Diese Monitore verwenden die Pulsoximetrie-Technologie und sind für die Überwachung von Babys mit Atemunterstützung unerlässlich.

Phototherapieausrüstungen :

Zweck: Werden zur Behandlung von Gelbsucht (Hyperbilirubinämie) bei Neugeborenen eingesetzt. Sie strahlen blaues Licht aus, das Bilirubin in eine Form umwandelt, die der Körper des Babys ausscheiden kann.

Typen: Phototherapie-Lampen, Phototherapie-Matratzen, in Inkubatoren eingebaute Einheiten.

Zufuhrpumpen und Sonden :

Zweck: Bei Babys, die nicht gestillt werden können oder eine spezielle Ernährung benötigen, können mit diesen Geräten Milch oder Nährlösungen direkt in den Magen oder Darm verabreicht werden.

Arten : Pumpen für enterale Ernährung, nasogastrische Sonden, orogastrische Sonden.

Wärmetische :

Zweck: Im Gegensatz zu Inkubatoren werden diese offenen Tische beheizt, um die Körpertemperatur des Babys aufrechtzuerhalten. Sie werden häufig während medizinischer Eingriffe oder für Babys verwendet, die einen leichten Zugang für die Intensivpflege benötigen.

Bei der Entwicklung dieser Geräte stehen Präzision, Zuverlässigkeit und Sicherheit im Vordergrund. Für Gesundheitsfachkräfte in der Neonatologie ist die Beherrschung dieser Geräte von entscheidender Bedeutung, um eine optimale Versorgung von Neugeborenen zu gewährleisten. Jedes Gerät, ob einfach oder komplex, hat das Potenzial, einen bedeutenden Unterschied im Leben eines Babys und seiner Familie zu machen.

Kapitel 3 :
DER ALLTAG EINES KRANKENPFLEGERS IN DER NEONATOLOGIE

Die ersten Stunden : Aufnahme und Ersteinschätzung

Die Aufnahme eines Neugeborenen auf die neonatologische Station ist eine entscheidende Zeit. Die ersten Stunden nach der Geburt sind entscheidend für die Gesundheit und das Wohlbefinden des Kindes. Die Erstbeurteilung spielt eine wesentliche Rolle bei der Ermittlung der unmittelbaren Bedürfnisse des Babys und der Erstellung eines geeigneten Pflegeplans.

Ankunft in der Neonatologie :

Verlegung: Ob aus dem Kreißsaal, einer anderen Krankenhausabteilung oder einer anderen Einrichtung, die Verlegung muss vorsichtig erfolgen, wobei häufig ein transportabler Inkubator verwendet wird, um eine stabile Umgebung für das Neugeborene zu gewährleisten.

Aufnahme durch das Team: Sobald das Baby ankommt, ist das Neonatologieteam einsatzbereit. Dieses Team besteht in der Regel aus einem Neonatologen, spezialisierten Krankenpflegern und je nach Bedarf auch einem Atemtherapeuten.

Ersteinschätzung :

Atemzustand: Die Beurteilung der Atmung ist von entscheidender Bedeutung. Man achtet auf die Frequenz, den Rhythmus, ob eine

Zyanose (bläuliche Färbung der Haut) oder andere Anzeichen von Atemnot vorliegen.

Herzfrequenz und Tonus: Die Regelmäßigkeit und Stärke des Pulses sowie der Muskeltonus des Babys werden beurteilt.

Körpertemperatur: Es ist entscheidend, die Körpertemperatur stabil zu halten. Das Neugeborene wird häufig unter eine Wärmequelle gelegt, um einer Unterkühlung vorzubeugen.

Körperliche Erscheinung: Es wird nach möglichen Missbildungen, Anzeichen von Frühgeburtlichkeit oder anderen Anomalien gesucht.

Ursprüngliche Verfahren :

Installation von Monitoren: Das Baby wird zur kontinuierlichen Überwachung häufig an Herz- und Sauerstoffsättigungsmonitore angeschlossen.

Probenentnahmen: Es können Blutproben entnommen werden, um den Blutzucker, das Bilirubin und andere wichtige Parameter zu analysieren.

Einführen von Zugangswegen: Je nach Bedarf kann ein peripherer Venenzugang, ein Nabelkatheter oder eine Ernährungssonde eingeführt werden.

Atemunterstützung: Bei Bedarf kann das Baby an CPAP oder ein Beatmungsgerät angeschlossen werden oder zusätzlichen Sauerstoff erhalten.

Kommunikation mit der Familie :

Erste Informationen : So bald wie möglich werden die Eltern über den Gesundheitszustand ihres Kindes, die durchgeführten Interventionen und die kurzfristigen Aussichten informiert.

Emotionale Unterstützung: Die Aufnahme eines Neugeborenen in die Neonatologie kann für die Eltern ein traumatisches Erlebnis sein. Das Personal bietet Unterstützung, beantwortet Fragen und beruhigt so weit wie möglich.

Die ersten Stunden in der Neonatologie sind ein medizinisches Ballett, bei dem jeder Schritt lebenswichtig ist. Mit Kompetenz und Mitgefühl bemüht sich das Team der Neonatologie darum, dass jedes Neugeborene die bestmögliche Pflege erhält, und legt damit den Grundstein für eine erfolgreiche Betreuung in den kommenden Tagen und Wochen.

Die tägliche Routine : Pflege, Ernährung, Überwachung

Wenn Sie am frühen Morgen die Neugeborenenstation betreten, schaffen das leise Flüstern der Herzmonitore und das gedämpfte Licht der Inkubatoren eine beruhigende und zugleich intensive Atmosphäre. Hier ist jeder Tag ein heikler Moment zwischen Pflege, Ernährung und kontinuierlicher Überwachung, um das Wohlergehen der Kleinsten und Verletzlichsten unter uns zu gewährleisten.

Der Morgen beginnt oft mit einer Reihe von Routinepflegemaßnahmen. Mit sanften, aber sicheren Bewegungen reinigt der Krankenpfleger jedes Baby behutsam, wechselt die Windeln und führt sanfte Massagen durch, um den Kreislauf und das Wohlbefinden anzuregen. Diese Momente des Körperkontakts sind von entscheidender Bedeutung, da sie nicht nur die körperliche Gesundheit des Babys fördern, sondern auch die emotionale Bindung, die eine entscheidende Komponente für Wachstum und Entwicklung ist.

Die Ernährung nimmt in dieser Routine einen zentralen Platz ein. Jedes Neugeborene hat spezifische Ernährungsbedürfnisse. Einige, die bereit sind, an der Brust zu saugen, werden direkt von der Mutter gestillt oder mit der Flasche ernährt. Bei anderen, vor allem Frühgeborenen oder Kindern mit Schwierigkeiten beim Füttern, kann die Nahrung über eine Sonde verabreicht werden. Die Krankenpfleger nehmen sich die Zeit, jede Menge abzumessen, und achten darauf, dass jedes Baby genau das bekommt, was es zum Wachsen und Stärken braucht.

Den ganzen Tag über wird ständig überwacht. Jedes Piepen eines Monitors, jede kleine Veränderung in den Messwerten, wird sofort notiert und ausgewertet. Herzmonitore, Oximeter und andere Geräte spielen eine kontinuierliche Melodie, die den Lebensrhythmus jedes Babys widerspiegelt. Ärzte und Krankenpfleger wandern von einem Inkubator zum nächsten, überprüfen die Vitalzeichen, passen die Medikamente an oder beobachten einfach nur, immer auf der Suche nach den kleinsten Anzeichen von Not oder Veränderungen.

Doch neben der körperlichen Pflege besteht der Alltag in der Neonatologie auch aus zärtlichen Momenten. Die oft ängstlichen Eltern finden Trost bei ihrem Kind, streicheln sanft seine winzige Hand oder flüstern ihm liebevolle Worte ins Ohr. Diese Momente, so kurz sie auch sein mögen, sind für das emotionale Wohlbefinden des Babys und seiner Familie von entscheidender Bedeutung.

Der Tag endet oft so, wie er begonnen hat: mit Ruhe und Entschlossenheit. Mit jeder Pflege, jeder Mahlzeit und jeder Überwachung arbeitet das Team der Neonatologie unermüdlich daran, dass jeder Tag für diese Neugeborenen ein weiterer Schritt auf dem Weg nach Hause ist. Und auf dieser Reise ist jede Routine, jede tägliche Geste ein Akt der Liebe und Hingabe.

Interaktionen mit den Eltern : eine unterstützende und erzieherische Rolle

In der medizinisierten Welt der Neonatologie, in der die Brutkästen summen und die Monitore piepsen, bleibt ein Element wesentlich und unersetzlich: die Bindung zwischen den Eltern und ihrem Neugeborenen. Für das Pflegepersonal ist es eine ebenso wichtige Aufgabe wie die medizinische Versorgung der Babys, diese Bindung zu erleichtern und zu stärken. Die Interaktion mit den Eltern hat zwei Dimensionen: die der emotionalen Unterstützung und die der Erziehung.

Die Geburt eines Kindes, das in der Neonatologie betreut werden muss, ist für die Eltern oft ein Schock. Die Krankenhausumgebung, die Schläuche und Drähte und die Ungewissheit über die Gesundheit ihres Babys können Angst, Verwirrung und Schuldgefühle auslösen. Die Krankenpflegerin in der Neonatologie ist oft die erste, die ein Vertrauensverhältnis zu den Eltern aufbaut, indem sie ihnen ein offenes Ohr und emotionale Unterstützung bietet. Sie wirkt beruhigend, führt die Eltern durch die ersten Kontakte mit ihrem Kind und ermutigt sie, ihr Baby zu berühren, zu sprechen und für es zu singen, wodurch eine wichtige Bindung gestärkt wird.

Neben der Unterstützung spielt der Krankenpfleger aber auch eine entscheidende Rolle bei der Erziehung. Sie führt die Eltern in die Grundpflege ihres Neugeborenen ein, lehrt sie, Anzeichen von Wohlbefinden oder Not zu erkennen, und informiert sie über die verschiedenen Behandlungen und Verfahren, denen sich ihr Kind möglicherweise unterziehen muss. Diese Wissensvermittlung ist von entscheidender Bedeutung, da sie den Eltern das Gefühl vermittelt, dass sie bei der Betreuung ihres Kindes sowohl im Krankenhaus als auch zu Hause beteiligt, kompetent und zuversichtlich sind.

In den Erziehungssitzungen kann eine Vielzahl von Themen behandelt werden, von der Ernährung über die Frühförderung bis hin zu Methoden, um ein unruhiges Neugeborenes zu besänftigen. Und während die Eltern die Techniken und Handgriffe erlernen, lernen sie auch, ihr Baby zu lesen und zu verstehen, jedes Weinen, jedes Lächeln und jede Bewegung zu entschlüsseln.

Es gibt auch Momente, in denen der Krankenpfleger heiklere Themen ansprechen muss, z. B. medizinische Komplikationen, langfristige Perspektiven oder schwierige Behandlungsentscheidungen. In diesen Momenten sind Ehrlichkeit, Mitgefühl und Klarheit von entscheidender Bedeutung.

Die Interaktion mit den Eltern in der Neonatologie ist ein heikler Tanz zwischen Kopf und Herz. Der Krankenpfleger bringt nicht nur Wissen und Fähigkeiten mit, sondern auch Empathie und Mitgefühl. Und durch dieses Prisma sieht sie nicht nur ein Baby, das medizinische Versorgung benötigt, sondern auch eine Familie im Entstehen, die ihren Weg in eine neue und unbekannte Welt finden will. Indem sie unterstützt und erzieht, wird sie für diese Familien zu einem Leuchtturm, der sie durch Stürme führt und in ruhigere Gewässer leitet.

Kapitel 4 :
SPEZIFISCHE PFLEGE
AN FRÜHGEBORENE

Die Physiologie des Frühgeborenen verstehen

Die Welt vorzeitig zu entdecken, macht aus jedem Frühgeborenen ein einzigartiges Wesen mit einer Physiologie, die besonders an seinen Zustand angepasst ist. Diese Physiologie zu verstehen, bedeutet, ein Fenster in eine Welt zu öffnen, in der jede Körperfunktion an der Schnittstelle zwischen Anpassung und Verletzlichkeit steht.

Ein Frühgeborenes hatte je nach Schwangerschaftsalter nicht genug Zeit, um alle physiologischen Mechanismen zu perfektionieren, die für das Leben außerhalb des Mutterleibs wichtig sind. Seine dünne, durchscheinende Haut kann beispielsweise Wärme weniger gut speichern, wodurch er anfälliger für Unterkühlungen ist. Um dies zu kompensieren, kann das Frühgeborene eine höhere Herz- und Stoffwechselfrequenz haben, in dem Versuch, mehr Wärme zu produzieren.

Sein Atmungssystem, das bei Frühgeburten oft am stärksten beeinträchtigt ist, zeichnet sich durch weniger entwickelte Lungen und einen Mangel an Surfactant aus, der Substanz, die die Alveolen vor dem Zusammenfallen bewahrt. Dadurch wird die Atmung des Frühgeborenen erschwert und das Baby ist anfällig für Krankheiten wie die hyaline Membranerkrankung.

Auch das Verdauungssystem des Frühgeborenen ist noch unreif. Sein Magen ist klein und seine Fähigkeit, Nährstoffe zu verdauen und aufzunehmen, ist begrenzt. Außerdem ist die Koordination zwischen Saugen, Schlucken und Atmen nicht immer ausgereift, was das Stillen oder Füttern mit der Flasche anfänglich erschweren kann.

Das Immunsystem ist ein weiterer Bereich, der anfällig ist. Da das Frühgeborene nicht von der vollen Versorgung mit mütterlichen Antikörpern profitiert hat, die am Ende der Schwangerschaft stattfindet, ist es anfälliger für Infektionen. Glücklicherweise bietet das Kolostrum, das reich an Schutzstoffen ist, eine erste Abwehrbarriere, wenn die Mutter stillen kann.

Aus neurologischer Sicht befindet sich das Gehirn eines Frühgeborenen noch in der Entwicklung. Gehirnstrukturen wie die Ventrikel und die weiße Substanz sind besonders anfällig für Angriffe, seien sie mechanischer Art wie eine Blutung oder biochemischer Art wie Anoxie.

Trotz dieser physiologischen Herausforderungen verfügen Frühgeborene auch über eine unglaubliche Widerstandsfähigkeit und Anpassungsfähigkeit. Mit der richtigen Pflege und einer geeigneten Umgebung holen die meisten dieser Babys körperlich und neurologisch zu ihren voll entwickelten Altersgenossen auf.

So taucht man in die Physiologie des Frühgeborenen ein und entdeckt eine Welt, in der Zerbrechlichkeit neben Stärke steht, in der jeder Tag ein Sieg und jeder Fortschritt eine Feier ist. Es ist eine ergreifende Erinnerung an das Wunder des Lebens und an die unglaubliche Fähigkeit des menschlichen Körpers, sich anzupassen und Hindernisse zu überwinden.

Häufige medizinische Herausforderungen : Atemnot, Gelbsucht, Infektionen

Die Neugeborenenstation wird oft mit einem Hochsicherheitstrakt verglichen, in dem die Ärzteteams jede Sekunde mit anspruchsvollen medizinischen Herausforderungen konfrontiert werden, die für das Leben der Neugeborenen entscheidend sind. Drei davon stechen besonders hervor: Atemnot, Gelbsucht und Infektionen.

1. Atemnot :

Die erste große Herausforderung für viele Frühgeborene ist der eigentliche Akt des Atmens. Der noch unreifen Lunge fehlt es möglicherweise an Surfactant, einer wertvollen Verbindung, die die Alveolen offen hält. Dieser Mangel kann zur Hyaline-Membran-Krankheit führen, bei der sich die Lungen nicht richtig ausdehnen können. Betroffene Babys zeigen häufig eine schnelle Atmung, bläuliche Haut und Einziehungen. Um dies zu bewältigen, kann die exogene Verabreichung von Surfactant und die Unterstützung durch mechanische Beatmung erforderlich sein.

2. Gelbsucht :

Die Gelbsucht ist aufgrund ihrer Häufigkeit fast banal, aber nicht ohne Risiken. Sie wird durch die Ansammlung von Bilirubin im Blut verursacht. Bilirubin, das beim Abbau der roten Blutkörperchen entsteht, wird normalerweise von der Leber abgebaut. Bei Neugeborenen, insbesondere bei Frühgeborenen, kann dieser Abbau jedoch verlangsamt sein. Die Haut und die Augen nehmen dann einen gelblichen Farbton an. In den meisten Fällen reicht eine Phototherapie, bei der das Baby unter ein spezielles Licht gelegt wird, aus, um das Problem zu beheben. Wird sie jedoch ignoriert oder falsch behandelt, kann eine schwere Gelbsucht zu irreversiblen Hirnschäden führen.

3. Infektionen :

Das Immunsystem eines Neugeborenen, insbesondere eines Frühgeborenen, befindet sich noch in der Entwicklung und macht es anfälliger für bakterielle, virale oder pilzliche Infektionen. Diese Infektionen können in utero, während der Geburt oder nach der Geburt erworben werden. Die Symptome sind oft subtil: Lethargie, geringe Nahrungsaufnahme oder thermische Instabilität. Die Folgen hingegen können schwerwiegend sein und ein schnelles Eingreifen mit Antibiotika oder anderen Medikamenten erfordern. Die Vorbeugung durch strenge Hygiene und manchmal auch durch die prophylaktische Verabreichung von Antibiotika ist von entscheidender Bedeutung.

Angesichts dieser Herausforderungen besteht die Aufgabe der Ärzteteams in der Neonatologie nicht nur darin, präzise zu diagnostizieren und zu behandeln, sondern auch vorausschauend zu handeln, aufzuklären und die Familien zu unterstützen. Denn jede medizinische Herausforderung ist auch eine emotionale Reise für die Eltern, und sie durch diese Achterbahn zu führen, ist ein integraler Bestandteil der umfassenden Pflege von Neugeborenen.

Angepasste Pflegetechniken: Beatmung, Phototherapie, Ernährung

In der Arena der Neonatologie, wo die kleinsten Patienten um ihr Leben kämpfen, sind speziell auf ihre Bedürfnisse zugeschnittene Pflegetechniken Schild und Schwert der medizinischen Teams. Beatmung, Phototherapie und Ernährung sind drei Säulen dieser Techniken, die jeweils auf bestimmte medizinische Herausforderungen reagieren.

1. Belüftung :

Die Fähigkeit zu atmen ist lebenswichtig, doch für Frühgeborene ist dies eine der größten Schwierigkeiten. Ihr unreifes Atmungssystem benötigt häufig Unterstützung:

Nicht-invasive Beatmung: Methoden wie CPAP (Continuous Positive Airway Pressure) halten die Atemwege offen, indem sie einen konstanten Luftdruck bereitstellen und so die Atmung erleichtern, ohne dass eine Intubation erforderlich ist.

Mechanische Beatmung: Bei schwereren Fällen übernimmt eine Maschine die Atmung des Babys über eine Trachealintubation. Der Schlüssel liegt darin, Druck, Volumen und Frequenz sorgfältig anzupassen, um die Schädigung der Lunge so gering wie möglich zu halten.

Surfactant: Diese Substanz, die direkt in die Lunge verabreicht wird, hilft, den Alveolarkollaps zu verhindern, der bei Babys mit hyaliner Membranerkrankung häufig auftritt.

2. Phototherapie :

Angesichts der stillen Bedrohung durch Gelbsucht bietet sich die Phototherapie als sanfte, aber wirksame Technik an:

Blaues Licht: Die Babys werden unter ein spezielles blaues Licht gesetzt. Dieses Licht wandelt das Bilirubin, das sich im Blut und in der Haut ansammelt, in eine besser lösliche Form um, die über den Urin und den Stuhl ausgeschieden werden kann.

Lichtwellenleiter: In manchen Fällen wird eine Lichtdecke oder -matratze auf der Basis von Lichtwellenleitern verwendet, die den Vorteil eines weniger unterbrochenen Kontakts zwischen Eltern und Kind bietet.

3. Ernährung :

Ernährung ist der Treibstoff für die Entwicklung. Für ein Frühgeborenes ist die Ernährung nicht nur eine Notwendigkeit, sondern auch eine Therapie:

Enterale Ernährung: Beginnend mit kleinen Mengen wird Muttermilch oder eine spezielle Formel mithilfe einer Sonde direkt in den Magen oder Darm des Babys verabreicht.

Stillen und Füttern aus der Flasche: Wenn Sie dazu ermutigt werden, sobald das Baby bereit ist, stärken diese Handlungen die Eltern-Kind-Bindung und fördern eine bessere Koordination von Saugen und Schlucken.

Supplementierung: Frühgeborene benötigen möglicherweise zusätzliche Nährstoffe, um ihr schnelles Wachstum zu unterstützen, die entweder der Muttermilch oder der Säuglingsnahrung zugesetzt werden.

Mithilfe dieser Techniken arbeitet das Team der Neonatologie unermüdlich daran, den besonderen Bedürfnissen der Neugeborenen gerecht zu werden. Jeder Eingriff ist eine Kombination aus Kunst und Wissenschaft, geleitet von einem umfassenden Wissen über die Physiologie von Frühgeborenen und der unerschütterlichen Entschlossenheit, jedem Kind den bestmöglichen Start ins Leben zu ermöglichen.

Kapitel 5 :
NOTFALLSITUATIONEN
UND TECHNISCHE GESTEN

Erkennen einer Notsituation
in der Neonatologie

In der Neonatologie können sich Notfallsituationen schnell ändern und eine stabile Situation im Handumdrehen in eine lebensbedrohliche Krise verwandeln. Die Fähigkeit, solche Notfälle schnell zu erkennen und darauf zu reagieren, ist für die Sicherheit und das Wohlbefinden empfindlicher Neugeborener von entscheidender Bedeutung. Hier sind einige Alarmsignale und Symptome, die auf eine Notfallsituation hinweisen:

1. Atemnot :
   Schnelle oder flache Atmung, die oft von einem knirschenden Geräusch begleitet wird.
   Einziehungen, bei denen die Haut zwischen den Rippen, um den Hals oder unter den Rippen bei jedem Atemzug gezogen wird.
   Zyanose, eine bläuliche Färbung der Haut, besonders um die Lippen und Finger herum, die auf eine geringe Sauerstoffzufuhr hindeutet
   Apnoen, Atempausen, die länger als 20 Sekunden dauern.
2. Kardiovaskuläre Instabilität :
   Bradykardie, ein deutlicher Rückgang der Herzfrequenz.
   Herzklopfen oder Herzrhythmusstörungen.
   Niedrige Perfusion, angezeigt durch kalte, blasse oder marmorierte Haut und verlängerte Kapillarfüllzeiten.

3. Neurologische Probleme :

Krämpfe, die sich durch ruckartige Bewegungen, Augendrehen oder Steifheit äußern können.

Lethargie oder ein Mangel an Reaktionsfähigkeit, bei dem das Baby weniger auf Reize reagiert.

Extreme Reizbarkeit oder untröstliches Weinen.

4. Ernährung und gastrointestinale Probleme :

Wiederholte Verweigerung der Nahrungsaufnahme oder häufiges Aufstoßen.

Aufgetriebener oder harter Bauch

Gallehaltiges, grünliches Erbrechen, das auf einen möglichen Darmverschluss hinweist.

Blut im Stuhlgang.

5. Anzeichen einer Infektion :

Unstabile Körpertemperatur, entweder Fieber oder Unterkühlung.

Lethargie oder Reizbarkeit.

Geringe Nahrungsaufnahme.

Blasse oder gräuliche Hautfarbe.

Schnelles Handeln ist der Schlüssel in der Neonatologie. Das frühzeitige Erkennen von Notfallanzeichen und das anschließende sofortige medizinische Eingreifen können den Unterschied zwischen einem günstigen Ausgang und schweren Komplikationen ausmachen. Aus diesem Grund sind die kontinuierliche Aus- und Weiterbildung des Pflegepersonals sowie die Erstellung klarer Notfallprotokolle in diesem sensiblen und entscheidenden Bereich der Medizin von entscheidender Bedeutung.

Notfallverfahren: HLW bei Neugeborenen, Intubation, venöse Zugänge

Die Neonatologie mit ihren empfindlichen Patienten und ihren besonderen Bedürfnissen erfordert in Notfällen schnelle und fachkundige Interventionen. Notfallverfahren in der Neonatologie erfordern eine spezielle Ausbildung und eine perfekte Beherrschung der Techniken, da jede Sekunde zählt.

1. HLW bei Neugeborenen (kardiopulmonale Reanimation) : Wenn ein Neugeborenes bei der Geburt nicht atmet oder keinen fühlbaren Puls hat, wird die neonatale HLW eingeleitet.

- **Erstbeurteilung: Untersuchen Sie** rasch die Atmung, den Muskeltonus und die Färbung des Babys.
- **Beatmung:** Wenn das Baby nicht atmet oder unregelmäßig atmet, hat die Beatmung Vorrang. Verwenden Sie eine Gesichtsmaske und einen Ballon, um Beatmungen zu verabreichen.
- **Thoraxkompression:** Wenn der Puls trotz wirksamer Beatmung unter 60 Schlägen pro Minute bleibt, beginnen Sie mit einer Thoraxkompression, die mit einer Beatmung im Verhältnis 3:1 kombiniert wird.
- **Medikamente:** Wenn die oben genannten Maßnahmen nicht wirksam sind, können Medikamente wie Epinephrin verabreicht werden.

2. Intubation :
Wenn die Beatmung mit Maske und Ballon nicht ausreicht oder wenn eine längere Beatmung erforderlich ist, kann eine Intubation notwendig sein.

- **Sondenauswahl:** Wählen Sie die richtige Sondengröße für das Neugeborene.
- **Positionierung :** Legen Sie das Baby in die "Rosenduft"-Position mit einer leichten Streckung des Halses.
- **Einführen:** Führen Sie den Endotrachealtubus in die Luftröhre ein und bestätigen Sie die Platzierung durch Auskultation und den Nachweis von ausgeatmetem CO_2.
- **Sicherung: Sichern Sie** die Sonde, um ein versehentliches Verschieben zu verhindern.

3. Venöse Wege :

Um Medikamente, Nährstoffe oder Flüssigkeiten zu verabreichen, ist es bei Neugeborenen manchmal notwendig, einen Venenzugang herzustellen.

Nabelvene: Eine der häufigsten Methoden bei Neugeborenen ist die Verwendung von Nabelvenen. Nabelvenenkatheter können einen schnellen Zugang für die Verabreichung von Medikamenten und Flüssigkeiten bieten.

Periphere Vene: Für einen kurzzeitigen Zugang kann eine periphere Vene verwendet werden, die sich normalerweise im Arm oder Bein befindet.

PICC (Peripherally Inserted Central Catheter) : Für einen längeren Zugang oder zur Verabreichung von Medikamenten, die nicht über einen peripheren Zugang verabreicht werden können, kann ein PICC platziert werden.

Jedes Verfahren in der Neonatologie erfordert höchste Präzision, Fachwissen und Liebe zum Detail. In solchen Notfällen muss das Ärzteteam nicht nur über technische Fähigkeiten verfügen, sondern auch synchron zusammenarbeiten und dabei stets das Wohl und die Sicherheit des Neugeborenen im Auge behalten.

Zusammenarbeit mit dem medizinischen Team: Synergiearbeit

In der intensiven und oft unvorhersehbaren Welt der Neonatologie ist die interprofessionelle Zusammenarbeit weit mehr als nur ein Konzept: Sie ist lebensnotwendig. Die multidisziplinäre Natur der Pflege in der Neonatologie erfordert Synergien zwischen verschiedenen Gesundheitsfachkräften, um die bestmögliche Zukunft für diese kleinen Patienten zu gewährleisten.

1. Rollen verstehen :
Jedes Teammitglied hat eine eigene, wesentliche Rolle.

- **Neonatologe:** Medizinischer Spezialist, der die gesamte Pflege beaufsichtigt und kritische Entscheidungen über die Versorgung des Neugeborenen trifft.
- **Krankenpfleger/in in der Neonatologie:** Leistet direkte Pflege für das Neugeborene, überwacht ständig seinen Zustand und teilt dem Team seine Beobachtungen mit.
- **Atemtherapeut: Als** Experte für Beatmung und Atemunterstützung spielt er eine wichtige Rolle, wenn Babys Lungenprobleme haben.
- **Der Apotheker:** Stellt sicher, dass die Medikamente für den Patienten geeignet sind, in der richtigen Dosierung und ohne gefährliche Wechselwirkungen.

2. Effektive Kommunikation :
In diesem Hochspannungsumfeld ist eine klare und schnelle Kommunikation von größter Bedeutung. Die Teams müssen sich regelmäßig über den Zustand der Patienten informieren, Behandlungspläne besprechen und sicherstellen, dass alle auf derselben Wellenlänge sind.

3. Kollegiale Entscheidungen :
Häufig sind Situationen in der Neonatologie nicht schwarz oder weiß. Dies erfordert, dass sich das Team zusammensetzt, um die besten Betreuungsstrategien zu diskutieren, wobei bei jeder Entscheidung die Vorteile und Risiken abgewogen werden müssen.

4. Gemeinsame Schulungen und Simulationen :
Die Organisation gemeinsamer Trainingseinheiten, in denen die verschiedenen Gesundheitsfachkräfte gemeinsam lernen und trainieren, stärkt das gegenseitige Rollenverständnis und verbessert die Koordination in realen Situationen.

5. Emotionale Unterstützung :

Angesichts der oft emotional aufgeladenen Situationen ist es entscheidend, dass sich die Teammitglieder gegenseitig unterstützen und den Wert und die Bedeutung der Arbeit jedes Einzelnen anerkennen.

6. Einbeziehung der Eltern :

Das medizinische Team muss auch eng mit den Eltern zusammenarbeiten und sie als wichtige Partner bei der Pflege ihres Kindes betrachten. Ihre Einbeziehung und Aufklärung über die neonatale Pflege sind von entscheidender Bedeutung.

Die Neonatologie ist ein Bereich, in dem das Leben eines Neugeborenen davon abhängen kann, wie reibungslos das medizinische Team zusammenarbeitet. Es ist diese Alchemie, die Synergie zwischen den Fachkräften, die eine Gruppe von Individuen in eine kohäsive Einheit verwandelt, die in der Lage ist, Herausforderungen zu meistern und diesen gefährdeten Patienten die bestmögliche Versorgung zukommen zu lassen.

Kapitel 6 :
PSYCHOLOGISCHE DIMENSIONEN UND EMOTIONALEN

Emotionale Resilienz angesichts von Herausforderungen

Die Neonatologie ist eine Welt der starken Kontraste: Momente purer Freude, wenn ein Baby einen medizinischen Meilenstein erreicht, und Momente tiefer Traurigkeit angesichts unvorhergesehener Komplikationen. Es ist ein Ort, an dem Siege mit Leidenschaft gefeiert und Verluste mit gleicher Intensität betrauert werden. Für die dort tätigen Gesundheitsfachkräfte ist die Entwicklung einer emotionalen Widerstandsfähigkeit nicht nur wünschenswert, sondern unerlässlich.

1. Die Natur der Arbeit verstehen :
Die Neugeborenenpflege bringt es naturgemäß mit sich, dass man mit einigen der am meisten gefährdeten Patienten arbeiten muss. Krankenpfleger und Ärzte müssen auf Situationen vorbereitet sein, in denen der Ausgang trotz aller Bemühungen unvorhersehbar sein kann.

2. Die Praxis der Selbstfürsorge :
Es ist von entscheidender Bedeutung, dass Angehörige der Gesundheitsberufe sich Zeit für sich selbst nehmen, sei es durch Hobbys, Bewegung, Meditation oder andere Aktivitäten, die ihnen helfen, neue Kraft zu schöpfen.

3. Unterstützung finden :
Der Austausch von Erfahrungen und Gefühlen mit Kollegen oder durch Selbsthilfegruppen kann bei der Verarbeitung schwieriger Emotionen helfen. Sie verstehen die

besonderen Herausforderungen des Berufs und können eine wertvolle Perspektive bieten.

4. Klinische Supervision :
Regelmäßige Sitzungen mit einer ausgebildeten Fachkraft zu haben, in denen schwierige Fälle und die emotionalen Auswirkungen, die sie haben können, besprochen werden, ist für viele eine vorteilhafte Strategie.

5. Weiterbildung :
Bildung und Ausbildung können das Gefühl der Kompetenz stärken und so Angst und Unsicherheit in angespannten Situationen verringern.

6. Emotionen akzeptieren :
Es ist normal, eine Reihe von Emotionen zu empfinden, von Momenten der Ekstase bis hin zu Momenten tiefer Trauer. Diese Emotionen zu erkennen und zu akzeptieren, anstatt sie zu unterdrücken, ist ein wesentlicher Schritt bei der Entwicklung von Resilienz.

7. Grenzen setzen :
Zu wissen, wann man "Nein" sagen oder sich einen Tag freinehmen sollte, ist entscheidend für die Vermeidung von Burnout.

8. Sich an das Warum erinnern :
Regelmäßig auf den grundlegenden Grund für die Wahl dieses Berufs zurückzukommen, kann helfen, die Herausforderungen in die richtige Perspektive zu rücken. Die Freude, einem Neugeborenen beim Gedeihen zu helfen, ist unermesslich.

Fachkräfte in der Neonatologie tragen eine unglaubliche Kraft in sich, die mit großer Sensibilität verbunden ist. Diese einzigartige Kombination ermöglicht es ihnen, eine außergewöhnliche Pflege zu leisten. Sie kann sie aber auch besonders anfällig für emotionale Traumata machen. Durch die aktive Kultivierung von Resilienz können sie weiterhin ihre wertvolle Unterstützung anbieten und gleichzeitig für ihr eigenes emotionales Wohlbefinden sorgen.

Eltern unterstützen : von Mitgefühl zu Bildung

Der Eintritt in die Welt der Neonatologie ist für viele Eltern oft eine unerwartete Reise. Träume von sanften Wiegenliedern und dem ersten Lächeln werden plötzlich von piepsenden Monitoren, dem bläulichen Leuchten der Phototherapie und dem ständigen Summen der Inkubatoren durchbrochen. Für die Eltern ist diese neue Welt überwältigend, komplex und beängstigend. Und genau hier spielt der Krankenpfleger in der Neonatologie eine zentrale Rolle, der nicht nur medizinische Fachkenntnisse, sondern auch eine unverzichtbare menschliche Unterstützung bietet.

Alles beginnt mit Mitgefühl. Eltern werden oft von einer Flut widersprüchlicher Emotionen überschwemmt: Hoffnung, Angst, Schuld und Liebe. Sie in ihrer Verletzlichkeit anzuerkennen, ihnen ohne Urteil zuzuhören und ihnen einen Raum zu bieten, in dem sie ihre Gefühle ausdrücken können, ist von entscheidender Bedeutung. Eine einfache Geste, wie eine Hand, die auf die Schulter gelegt wird, kann unermesslichen Trost spenden.

Doch die Unterstützung endet nicht mit Mitgefühl. Auch die Erziehung spielt eine entscheidende Rolle. Eltern sind begierig darauf, zu verstehen, was vor sich geht, komplizierte medizinische Begriffe zu entschlüsseln, diese Maschinen um ihr Kind herum kennenzulernen und die Signale zu deuten, die ihr Baby ihnen sendet. Als Vermittler zwischen der Welt der Medizin und der Welt der Eltern sind Krankenpfleger ideal positioniert, um diese Kluft zu überbrücken. Indem sie klar erklären, Handgriffe demonstrieren und vor allem die Eltern ermutigen, Fragen zu stellen, verwandeln sie sie allmählich von ängstlichen Zuschauern in aktive Partner der Pflege.

Die Unterstützung der Eltern ist ebenfalls in der Achtung ihrer Rolle verankert. Trotz der medikalisierten Umgebung ist es lebenswichtig, daran zu erinnern, dass es sich um ihre Kinder handelt. Das bedeutet, sie zu ermutigen, sich an der täglichen Pflege zu beteiligen, eine Haut-zu-Haut-Bindung aufzubauen, für ihr Baby zu singen und jeden kleinen Sieg zu feiern.

Und schließlich ist es wichtig, diese Eltern bei der Vorbereitung der Entlassung zu begleiten. Der Auszug aus der Neonatologie ist ein großer Schritt, der mit viel Vorfreude, aber auch mit Ängsten verbunden ist. Sie mit dem Wissen und dem Vertrauen auszustatten, das sie benötigen, um ihr Kind zu Hause zu betreuen, stärkt ihre Fähigkeit, ihre Elternrolle voll und ganz zu übernehmen.

Die Unterstützung von Eltern in der Neonatologie ist ein zarter Tanz zwischen Mitgefühl und Erziehung. Es ist eine gemeinsame Reise, bei der jeder Schritt, jedes Lächeln und jede Träne ein Bündnis schmiedet, mit dem ultimativen Ziel, jedes Baby aufblühen zu sehen. Und auf dieser Reise ist der Krankenpfleger/die Krankenpflegerin Führer, Lehrer und Weggefährte zugleich.

Umgang mit Stress und Bedeutung der Selbstpflege

Die Arbeit in der Neonatologie ist keine Aufgabe für zarte Seelen. Jeden Tag sind Krankenpfleger/innen mit heiklen Situationen konfrontiert, in denen viel auf dem Spiel steht und die Emotionen hochkochen. In dieser hektischen Zeit sind Stressbewältigung und Selbstpflege nicht einfach nur Luxus, sondern lebensnotwendig, sowohl für das persönliche Wohlbefinden des Krankenpflegers als auch für die Qualität der Pflege der kleinen Patienten und ihrer Familien.

Stress wird zwar oft als Feind angesehen, ist aber in Wirklichkeit eine natürliche Reaktion des Körpers auf Herausforderungen. Er schärft die Sinne, bereitet auf das Handeln vor und kann kurzfristig sogar die Leistungsfähigkeit steigern. Wenn er jedoch chronisch wird, kann er die geistige, körperliche und emotionale Gesundheit untergraben und zu Burnout, Depressionen oder anderen Krankheiten führen.

Selbstfürsorge bedeutet, die eigenen Bedürfnisse zu erkennen und zu erfüllen. Es ist ein proaktiver Schritt, um das eigene emotionale Reservoir voll zu halten und so anderen etwas geben zu können, ohne sich selbst zu erschöpfen. So können Krankenpfleger/innen diese wichtige Praxis in ihre Routine integrieren :

1. Selbstbewusstsein: Es ist von entscheidender Bedeutung, auf sich selbst zu hören, Signale von Stress oder Müdigkeit zu erkennen und entsprechend zu handeln. Sich einen Moment Zeit zu nehmen, um zu atmen, zu meditieren oder sich einfach nur zu strecken, kann manchmal einen großen Unterschied machen.
2. Gesunde Grenzen: Verstehen, dass "Nein" zu sagen oder um Hilfe zu bitten kein Zeichen von Schwäche ist, sondern vielmehr eine Bestätigung der eigenen Grenzen.
3. Ernährung und Bewegung: Gesundes Essen und regelmäßige Bewegung sind nicht nur gut für den Körper, sondern auch für den Geist. Sie können dabei helfen, Stress zu bewältigen und die Stimmung zu verbessern.
4. Pause und Abschalten: In einer ständig vernetzten Welt ist es entscheidend, sich Momente des Abschaltens zu

gönnen, sei es durch einen Urlaub oder einfach durch einen Spaziergang ohne Handy.

5. Soziale Unterstützung: Der Austausch von Erfahrungen und Gefühlen mit Kollegen, Freunden oder der Familie kann eine unbezahlbare Perspektive und Trost bieten.

6. Weiterbildung: Manchmal entsteht Stress, weil man das Gefühl hat, den Anforderungen nicht gerecht zu werden. Weiterbildung kann das Selbstvertrauen stärken und die Kompetenzen erweitern.

7. Leidenschaften und Hobbys : Eine Aktivität außerhalb der Arbeit zu haben, die Freude bereitet, kann als Fluchtweg dienen und die Batterien wieder aufladen.

8. Professionelle Beratung: Wenn der Stress oder die Emotionen zu viel werden, kann es hilfreich sein, eine professionelle Beratung in Anspruch zu nehmen.

In der Neonatologie, wo jeder Augenblick zählt, ist die Selbstfürsorge kein egoistischer Akt, sondern eine Pflicht. Nur wenn der Krankenpfleger/die Krankenpflegerin neue Kraft tankt, kann er/sie das Beste aus sich herausholen und mit Anmut und Effizienz durch die Stürme und heiteren Momente dieses einzigartigen Berufs navigieren.

Kapitel 7 :
IN EINEM TEAM ARBEITEN

Die Dynamik des Teams
in der Neonatologie

In der Neonatologie, wo das Piepen der Maschinen mit dem sanften Flüstern der Eltern und dem Weinen der Säuglinge verschmilzt, bleibt eine Konstante bestehen: die Dynamik des Teams. Wie in einer gut orchestrierten Symphonie spielt jedes Mitglied eine einzelne, aber wesentliche Note und trägt zu einer Melodie bei, die größer ist als die Summe ihrer Teile.

Das Team der Neonatologie ist ein Kaleidoskop von Fähigkeiten, Kulturen und Perspektiven. Von Krankenpflegern und Neonatologen über Ernährungswissenschaftler und Physiotherapeuten bis hin zu Sozialarbeitern und Technikern - jede Fachkraft bringt ihr Fachwissen ein, um die umfassendste Versorgung von frühgeborenen oder kranken Babys zu gewährleisten.

Diese Vielfalt ist zwar ein Reichtum, stellt aber auch eine Herausforderung dar. Jedes Mitglied muss sich nicht nur in seinem Bereich auszeichnen, sondern auch die Rolle der anderen verstehen und schätzen. Die Kommunikation wird daher zum Eckpfeiler dieser Dynamik. Der Austausch sollte klar, prägnant und respektvoll sein und potenzielle Meinungsverschiedenheiten in Gelegenheiten zum gegenseitigen Lernen umwandeln.

Vertrauen ist ein weiteres Schlüsselelement. In einem Umfeld, in dem Entscheidungen oft schnell getroffen werden müssen, muss jedes Mitglied Vertrauen in die Fähigkeit der anderen haben, kompetent und ethisch korrekt zu handeln. Dieses Vertrauen wird im Laufe der Zeit durch Erfolge, Prüfungen und Herausforderungen, die gemeinsam gemeistert werden, aufgebaut.

Doch neben den Fähigkeiten und der Kommunikation gibt es auch das Herz. Das Team der Neonatologie ist durch eine gemeinsame Leidenschaft vereint: das Wohlergehen der kleinsten und verletzlichsten Menschen. Dieses tiefe Engagement schafft eine unzerstörbare Bindung zwischen seinen Mitgliedern. Es ist nicht ungewöhnlich, dass sich Teams in schwierigen Zeiten gegenseitig unterstützen, gemeinsam kleine Siege feiern oder einen Moment der Besinnung teilen, wenn die Traurigkeit zuschlägt.

Schließlich wird die Teamdynamik auch durch den ständigen Wunsch nach Verbesserung angetrieben. Fortbildungen, Fallbesprechungen und Praxisüberprüfungen sind Momente, in denen das Team zusammenkommt, um zu reflektieren, zu lernen und zu innovieren.

So stellt das Team der Neonatologie durch seinen Zusammenhalt und seine Komplementarität das schlagende Herz der Station dar. Es ist der lebende Beweis dafür, dass selbst in den kritischsten Momenten Zusammenarbeit, Respekt und Leidenschaft Wunder bewirken können.

Mit Kinderärzten zusammenarbeiten, Physiotherapeuten, Psychologen und andere

Die Neonatologie ist ein komplexes Universum, in dem jeder Tag mit Herausforderungen, aber auch mit Hoffnungen und Erfolgen gepflastert ist. Um in diesem Meer von Unsicherheiten zu navigieren, ist die interprofessionelle Zusammenarbeit nicht nur empfehlenswert, sondern lebenswichtig. Jeder Fachmann bringt sein spezifisches Fachwissen ein, um eine umfassende Betreuung des Neugeborenen und seiner Familie zu schaffen.

Kinderärzte stehen oft an vorderster Front und bringen ihr fundiertes Wissen über die Physiologie und die Krankheiten von Neugeborenen ein. Sie führen das Team durch medizinische Protokolle, Diagnosen und Behandlungspläne. Ihre Erfahrung ist unerlässlich, um die Gesundheit des Säuglings zu beurteilen, mögliche Komplikationen vorherzusehen und die Pflege entsprechend anzupassen.

Physiotherapeuten oder Krankengymnasten spielen eine Schlüsselrolle bei der Betreuung von Säuglingen mit besonderen Anforderungen an die Atmung oder motorischen Herausforderungen. Ihr Fachwissen hilft, die Lungenfunktion zu verbessern, eine bessere Sauerstoffversorgung zu fördern und die frühe motorische Entwicklung zu stimulieren, die für einen guten Start ins Leben entscheidend ist.

Psychologen nehmen eine besondere Stellung ein. Sie unterstützen nicht nur das emotionale Wohlbefinden der Eltern, die oft von Ängsten, Schuldgefühlen oder Trauer überwältigt sind, sondern auch das des medizinischen Teams. Sie bieten Raum zum Zuhören, helfen bei der Erkennung von Anzeichen psychischer Not und bieten Strategien zur Bewältigung von Emotionen und Stress an.

Die Zusammenarbeit geht noch weiter. **Ernährungsberater** sorgen dafür, dass jeder Säugling eine auf seine speziellen Bedürfnisse abgestimmte Ernährung erhält. **Sozialarbeiter** helfen den Familien, sich durch soziale oder finanzielle Herausforderungen zu navigieren und Zugang zu den notwendigen Ressourcen zu erhalten. **Apotheker** sorgen dafür, dass die Medikamente sicher und wirksam verabreicht werden.

Diese Zusammenarbeit ist in der Kommunikation verankert. Teamsitzungen, Fallbesprechungen und Übermittlungen sind besondere Momente, in denen Informationen ausgetauscht, Fragen gestellt und fundierte Entscheidungen getroffen werden. Es ist ein heikler Tanz, bei dem jeder zuhören, das Fachwissen der anderen respektieren und ständig versuchen muss, dazuzulernen.

Letztendlich hat diese interprofessionelle Zusammenarbeit nur ein Ziel: Neugeborenen die besten Chancen für ihr Überleben und ihre Entwicklung zu bieten. Denn in der Welt der Neonatologie zählt jede Fähigkeit, jede Geste, und nur gemeinsam, mit vereinten Kräften und Wissen, können die größten Wunder vollbracht werden.

Interprofessionelle Kommunikation: Schlüssel zum Zusammenhalt

In einer so sensiblen Abteilung wie der Neonatologie, in der jede Sekunde zählt und jede Entscheidung unumkehrbare Folgen haben kann, ist die interprofessionelle Kommunikation von entscheidender Bedeutung. Sie ist es, die das Netz webt, auf dem die harmonische Betreuung der Säuglinge und ihrer Familien beruht.

Die Kommunikation zwischen Angehörigen der Gesundheitsberufe ist mehr als nur der Austausch von Informationen. Sie ist ein nuancierter Dialog, der Klarheit, Präzision, aktives Zuhören und gegenseitigen Respekt erfordert. Jedes Teammitglied, ob Krankenpfleger, Kinderarzt, Physiotherapeut, Psychologe oder andere, besitzt ein Puzzleteil, und nur wenn man diese Teile zusammensetzt, kann man ein vollständiges und klares Bild der Situation erhalten.

Der Wert dieser Kommunikation zeigt sich auf verschiedene Weise. Zunächst einmal gewährleistet sie die Kontinuität der Pflege. Wenn eine Fachkraft die Informationen über den Gesundheitszustand eines Neugeborenen präzise weitergibt, kann das nächste Teammitglied ohne Zeitverlust übernehmen. Dieser reibungslose Ablauf ist vor allem in kritischen Momenten von entscheidender Bedeutung.

Zweitens erleichtert sie die kollaborative Entscheidungsfindung. Angesichts komplexer Situationen, in denen mehrere Ansätze möglich sind, muss sich das Team abstimmen, um den besten Weg zu wählen. Diese multidisziplinären Diskussionen ermöglichen es, Fachwissen zu kombinieren, die Vorteile und Risiken jeder Option zu bewerten und zu einem fundierten Konsens zu gelangen.

Die interprofessionelle Kommunikation geht jedoch über rein klinische Aspekte hinaus. Sie spielt auch eine lebenswichtige Rolle für die Aufrechterhaltung des Teamzusammenhalts. Die Arbeit in einem so anspruchsvollen Umfeld wie der Neonatologie kann zu Spannungen führen. Eine offene Kommunikation hilft, potenzielle Konflikte zu entschärfen, Missverständnisse zu klären und die Bindung zwischen den Mitgliedern zu stärken.

Außerdem schafft sie Raum für berufliches Wachstum. Indem sie sich über ihre Erfahrungen austauschen, Fragen stellen und Wissen teilen, bereichern sich die Fachkräfte gegenseitig. Diese Interaktionen sind keine bloßen Gespräche, sondern werden zu Gelegenheiten für Lernen, Hinterfragen und Innovation.

Die interprofessionelle Kommunikation ist die Seele der Neonatologieabteilung. Sie spiegelt eine grundlegende Realität wider: In diesem Universum, in dem das Leben der kleinsten und zerbrechlichsten Menschen auf dem Spiel steht, können wir nur gemeinsam, indem wir die gleiche Sprache sprechen und die gleichen Werte teilen, die bestmögliche Pflege bieten.

Kapitel 8 :
ETHIK UND DILEMMAS
IN DER NEONATOLOGIE

Einführung in die medizinische Ethik speziell für die Neonatologie

Die medizinische Ethik, dieser moralische Kompass, der den Pfleger bei seinen Entscheidungen und Handlungen leitet, nimmt in der Neonatologie eine besonders ergreifende Dimension an. In diesem Fachgebiet, in dem das Leben oft mit einem Kampf beginnt, ist jede Entscheidung folgenschwer und von immanenten ethischen Dilemmas geprägt.

Die Neonatologie ist Schauplatz von Situationen, in denen die Grenze zwischen Leben und Tod unendlich dünn sein kann. Wann wird bei einem Neugeborenen, das zu früh oder mit einer schweren Krankheit geboren wurde, eingegriffen, und wie weit wird eingegriffen? Das schwierige Gleichgewicht zwischen dem Wunsch, das Leben um jeden Preis zu erhalten, und dem Wunsch, unnötiges Leiden oder eine verminderte Lebensqualität zu vermeiden, ist ein zentrales Anliegen der Ethik.
Dabei tauchen mehrere grundlegende Fragen auf:

Therapeutische Überforderung: Wie weit sollte man bei der Pflege eines Neugeborenen gehen? Gibt es einen Punkt, an dem man sich eingestehen muss, dass die Fortsetzung invasiver Behandlungen mehr schadet als nützt?

Die Autonomie der Eltern : Es ist zwar wichtig, die Wünsche und Überzeugungen der Eltern zu respektieren, aber wie lässt sich die Autonomie der Eltern mit dem vereinbaren, was für das Kind medizinisch angemessen ist? Und was ist zu tun, wenn die Überzeugungen der Eltern mit den medizinischen Empfehlungen kollidieren?

Lebensqualität: Wie wird die zukünftige Lebensqualität eines Neugeborenen beurteilt und berücksichtigt, wenn medizinische Entscheidungen getroffen werden? Ist es ethisch vertretbar, Entscheidungen auf der Grundlage von oft unsicheren Vorhersagen über die zukünftigen Herausforderungen, denen das Kind ausgesetzt sein könnte, zu treffen?

Begrenzte Ressourcen : Wie wird in einer Welt, in der die medizinischen Ressourcen häufig begrenzt sind, über die Zuweisung von neonataler Intensivpflege entschieden? Welche Kriterien werden verwendet, um zu bestimmen, wer in Situationen der Knappheit Pflege erhält?

Die Neonatologie konfrontiert den Pfleger naturgemäß regelmäßig mit diesen Dilemmas. Jede Entscheidung ist von einer tiefen Menschlichkeit und einer ständigen Infragestellung dessen, was "richtig" oder "gut" ist, geprägt. In diesem Bereich ist Ethik keine abstrakte Überlegung, sondern eine alltägliche Realität, verkörpert in den Augen eines Neugeborenen, in der Hoffnung eines Elternteils, in der Hand, die eine Behandlung durchführt.

Die Ethik in der Neonatologie ist daher eine Einladung zu tiefem Nachdenken, Bescheidenheit und einer fundierten Entscheidungsfindung, die stets im Interesse des Neugeborenen und seiner Familie liegt. Sie erinnert daran, dass hinter jeder medizinischen Maßnahme eine Geschichte, ein Leben und eine immense Verantwortung stehen.

Schwierige Entscheidungen : wann und wie intervenieren

Die Neonatologie ist eine Welt, in der jede Entscheidung schwer wiegen kann. Im Spannungsfeld zwischen medizinischer Wissenschaft, den Wünschen der Eltern und dem Wohlergehen des Neugeborenen bewegen sich die Mitarbeiter des Gesundheitswesens oft in unruhigen Gewässern und suchen nach dem besten Kurs. Wenn die medizinische Situation eines Babys komplex oder unsicher ist, kann es eine große Herausforderung sein, die "richtige" Entscheidung zu treffen.

Medizinische Beurteilung: Alles beginnt mit einer gründlichen medizinischen Beurteilung. Wie ist die aktuelle Situation des Neugeborenen? Welche unmittelbaren Bedürfnisse hat es? Wie wird sich sein Zustand kurz- und langfristig entwickeln? Obwohl die Medizin viele Antworten geben kann, ist sie auch mit Unsicherheiten behaftet. Es ist von entscheidender Bedeutung, dass die Betreuer diese Unsicherheiten erkennen und dem Team und den Eltern mitteilen.

Betrachtung der Eltern : Die Eltern sind die wichtigsten Fürsprecher ihres Kindes. Ihre Wünsche, Hoffnungen, Ängste und Überzeugungen müssen angehört und berücksichtigt werden. Dieses aktive Zuhören bildet die Grundlage für ein Verhältnis des gegenseitigen Vertrauens, das für gemeinsame Entscheidungen unerlässlich ist.

Ethische Dilemmata: In manchen Fällen ist nicht klar, welcher Weg eingeschlagen werden soll. Die Fortsetzung einer aggressiven Behandlung kann das Leben verlängern, aber zu welchen Kosten für das Baby? Manchmal ist die mitfühlendste Entscheidung eine palliative Versorgung, die sich eher auf das Wohlbefinden als auf die Heilung konzentriert. Diese zutiefst ethischen Entscheidungen erfordern

Überlegung, Dialog und oft die Unterstützung eines Ethikkomitees.

Transparente Kommunikation : Wenn schwierige Entscheidungen anstehen, ist die Kommunikation zwischen allen Beteiligten von größter Bedeutung. Ärzte, Krankenpfleger und anderes Gesundheitspersonal müssen Informationen auf klare, transparente und einfühlsame Weise austauschen, damit die Eltern die Situation verstehen und sich aktiv beteiligen können.

Psychologische Unterstützung: Entscheidungen in der Neonatologie können tiefe emotionale Auswirkungen haben, nicht nur auf die Eltern, sondern auch auf das Pflegepersonal. Die Bereitstellung von psychologischer Unterstützung, sei es durch Psychologen, Sozialarbeiter oder Selbsthilfegruppen, ist von entscheidender Bedeutung, um allen zu helfen, durch diese stürmischen Gewässer zu navigieren.

Anerkennung der Trauer: In Situationen, in denen der Tod eines Neugeborenen bevorsteht oder bereits eingetreten ist, ist es entscheidend, den Trauerprozess anzuerkennen und zu würdigen. Jedes Teammitglied sollte diese Phase sensibel angehen und den Eltern den Raum, die Zeit und die Unterstützung bieten, die sie benötigen, um mit ihrem Verlust umzugehen.

Die Entscheidungsfindung in der Neonatologie ist eine heikle Kunst, ein Gleichgewicht zwischen Wissenschaft, Ethik und Menschlichkeit. In diesem ständigen Bestreben, das Beste für das Neugeborene und seine Familie zu erreichen, ist jede Fachkraft gefordert, Kompetenz, Mitgefühl und Mut zu zeigen.

Mit den Familien zusammenarbeiten : Überzeugungen und Wünsche respektieren

Die Neugeborenenstation mit ihrem gedämpften Licht, den sanften Piepstönen und den zerbrechlichen Bewohnern ist ein Ort, der von starken Emotionen geprägt ist. Für die Familien ist es ein Raum, in dem Hoffnung und Angst nebeneinander existieren. In diesem Kontext wird die Zusammenarbeit zwischen Pflegekräften und Familien zu einem zentralen Pfeiler der Betreuung. Im Mittelpunkt dieses Bündnisses steht die Anerkennung und Achtung der Überzeugungen und Wünsche der Eltern.

Aktives Zuhören: Vor allem ist es von entscheidender Bedeutung, zuzuhören. Eltern, die oft mit der Situation überfordert sind, müssen sich in ihren Ängsten, Hoffnungen und Überzeugungen gehört fühlen. Dieses Zuhören ist mehr als eine bloße Ohrenübung: Es beinhaltet volle Präsenz, Offenheit und eine empathische Reaktion.

Offener Dialog: Sobald jemand zuhört, kann ein Dialog entstehen. Dazu gehört ein ehrlicher Austausch, bei dem medizinische Informationen klar geteilt werden, sodass die Eltern die Situation ihres Kindes verstehen können. Im Gegenzug haben die Angehörigen der Gesundheitsberufe die Möglichkeit, die Perspektiven und Wünsche der Eltern zu hören und zu verstehen.

Berücksichtigung von Überzeugungen: Jede Familie kommt mit ihrem eigenen kulturellen, religiösen und ethischen Hintergrund. Ob es sich dabei um eine Überzeugung vom Wert des Lebens, eine rituelle Praxis oder einen alternativen Pflegeansatz handelt, diese Überzeugungen müssen anerkannt und, soweit möglich, in den Pflegeplan integriert werden.

Mitbestimmung: Im Idealfall sollten Entscheidungen über die Pflege des Neugeborenen gemeinsam von Pflegekräften und Eltern getroffen werden. Dieser kollaborative Ansatz gewährleistet, dass das Wohl des Kindes stets im Mittelpunkt steht, während die Autonomie der Eltern gewahrt bleibt.

Mediation: In manchen Situationen kann es trotz bester Absichten zu Meinungsverschiedenheiten zwischen dem medizinischen Team und den Eltern kommen. Anstatt diese Spannungen eskalieren zu lassen, kann eine Mediation - sei es durch eine externe Fachkraft oder ein geschultes Teammitglied - einen Raum bieten, in dem diese Meinungsverschiedenheiten erkundet und eine gemeinsame Basis gefunden werden kann.

Weiterbildung: Die Achtung der Überzeugungen und Wünsche der Familien erfordert besondere Fähigkeiten. Daher ist es von entscheidender Bedeutung, dass das Gesundheitspersonal in der Neonatologie eine Weiterbildung erhält, in der Kommunikationsfähigkeiten, Kultursensibilität und medizinische Ethik behandelt werden.

Die Zusammenarbeit mit Familien in der Neonatologie ist eine Reise, die von Herausforderungen, aber auch von tiefen Belohnungen geprägt ist. Wenn man die Beziehung in den Mittelpunkt der Pflege stellt und gegenseitigen Respekt und Verständnis wertschätzt, ist es möglich, die medizinische Reise für alle Beteiligten zu einer bereichernden und menschlichen Erfahrung werden zu lassen.

Kapitel 9 :
FORSCHUNG UND INNOVATION
IN DER NEONATOLOGIE

Die Entwicklung der Neonatalmedizin : wo stehen wir?

Die Neugeborenenmedizin, dieses medizinische Fachgebiet an der Schnittstelle zwischen Technologie, Forschung und menschlichem Mitgefühl, hat sich in den letzten Jahrzehnten grundlegend gewandelt. Von der einfachen Versorgung von Neugeborenen bis hin zu hochmodernen medizinischen Eingriffen hat sie die Grenzen des Möglichen ständig erweitert. Doch wo stehen wir heute?

Bescheidene Anfänge : In den Anfangsjahren der Neonatologie waren die Ressourcen begrenzt. Frühgeborene wurden in rudimentären "Brutkästen" untergebracht, oft mit wenig Hoffnung auf Überleben für diejenigen, die sehr früh geboren wurden. Die Fortschritte konzentrierten sich vor allem auf die Ernährung und die Bekämpfung von Infektionen.

Die technologische Revolution: Im Laufe der Zeit hat die Technologie spektakuläre Sprünge gemacht. Fortschrittliche Herzmonitore, hochmoderne Beatmungsgeräte, innovative Sauerstofftherapiegeräte und vieles mehr haben es ermöglicht, immer jüngere Babys zu versorgen, wobei die Überlebensraten stetig steigen.

Forschung und ihre Früchte: Klinische Studien haben dazu beigetragen, die Behandlungsprotokolle zu verbessern. Sei es die Entdeckung der Vorteile von Lungensurfactant bei Frühgeborenen oder die Bedeutung der Haut-zu-Haut-Pflege für das

Wohlbefinden von Neugeborenen - die Forschung hat unser Verständnis ständig erweitert und unsere Interventionen verfeinert.

Der ganzheitliche Ansatz: Die moderne Neonatologie befasst sich nicht nur mit dem Körper des Neugeborenen. Sie erkennt die Bedeutung der Umgebung, der Familie, der sensorischen Stimulation und der menschlichen Interaktion an. Die heutigen Neonatologieabteilungen ähneln weniger sterilen Operationssälen und mehr warmen, entwicklungsfördernden Räumen.

Genetik und personalisierte Medizin: Dank der Fortschritte in der Genetik sind wir heute in der Lage, bestimmte Erkrankungen frühzeitig zu erkennen und die Behandlung individuell anzupassen. Dies ebnet den Weg für gezieltere Interventionen und möglicherweise auch für die Vermeidung bestimmter Komplikationen.

Interdisziplinäre Zusammenarbeit: Die heutige Neugeborenenbetreuung ist das Ergebnis einer engen Zusammenarbeit zwischen verschiedenen Fachleuten: Kinderärzten, Krankenpflegern, Physiotherapeuten, Ernährungswissenschaftlern, Psychologen und vielen anderen. Dieser integrierte Ansatz gewährleistet eine umfassende Betreuung des Neugeborenen.

Die künftigen Herausforderungen : Obwohl die Neonatologie große Fortschritte gemacht hat, steht sie vor neuen Herausforderungen, z. B. in Bezug auf die medizinische Ethik, die Gesundheitskosten, den gleichberechtigten Zugang zur Versorgung oder die Langzeitpflege von Frühgeborenen.

Die Neugeborenenmedizin ist ein Spiegelbild unserer Fähigkeit, Wissenschaft, Technologie und Menschlichkeit miteinander zu verbinden. Sie entwickelt sich ständig weiter, lernt aus der Vergangenheit und blickt gleichzeitig mit Optimismus und Ehrgeiz in die Zukunft. Mit jedem Schritt bekräftigt sie ihr tiefes Engagement für diese Leben, die gerade erst beginnen, diese kleinen Funken voller Potenzial.

An der Suche teilnehmen : wie wichtig es ist, an der Spitze zu bleiben

In der schnelllebigen Welt der Medizin ist die Forschung der Motor, der Innovationen vorantreibt und die Zukunft gestaltet. Wie jede andere medizinische Disziplin ist auch die Neonatologie auf ständige Entdeckungen angewiesen, um die Pflege zu verbessern, die Überlebensraten zu erhöhen und Neugeborenen eine bessere Lebensqualität zu bieten. Die Teilnahme an der Forschung ist nicht nur eine Frage des Wissenserwerbs, sondern auch ein wichtiger Schritt, um an der Spitze des Fachgebiets zu bleiben.

Entdecken, um besser zu behandeln: Jedes Protokoll, jede Behandlung, jede Technik, die in der Neonatologie eingesetzt wird, hat einen Ursprung: die Forschung. Dank strenger klinischer Studien verstehen wir die besonderen Bedürfnisse von Frühgeborenen, die Mechanismen neonataler Krankheiten oder die Auswirkungen von Interventionen auf die langfristige Entwicklung besser.

Globale Auswirkungen: Wer an der Forschung teilnimmt, trägt zur globalen Wissensbasis bei. Die Ergebnisse einer Studie können sich weit über die Landesgrenzen hinaus auswirken, die klinische Praxis weltweit beeinflussen und neue Perspektiven eröffnen.

Berufliche Anerkennung: Für Angehörige der Gesundheitsberufe erhöht es die Glaubwürdigkeit, in der Forschung aktiv zu sein, macht sie zu Meinungsführern und bietet ihnen Möglichkeiten zur internationalen Zusammenarbeit.

Zukünftige Herausforderungen antizipieren: Durch die Erkundung des Neulandes der Neonatologie können Forscher aufkommende Herausforderungen antizipieren und darauf reagieren. Seien es Probleme im Zusammenhang mit neuen Erkrankungen, Komplikationen aufgrund bestehender Behandlungen oder Fragen der medizinischen Ethik - die Forschung bereitet den Boden für innovative Lösungen.

Förderung einer Kultur der Spitzenleistungen: Eine Institution oder eine Fachkraft, die sich der Forschung verschrieben hat, tendiert dazu, eine Kultur der Spitzenleistungen zu fördern, indem sie ständig dazu ermutigt, Dinge zu hinterfragen, zu lernen und zu verbessern.

Interdisziplinäre Zusammenarbeit: Die Forschung in der Neonatologie ist nicht auf Kinderärzte beschränkt. Sie bezieht oft multidisziplinäre Teams ein, von Biochemikern bis hin zu Psychologen, und bereichert so das Gesamtverständnis der neonatologischen Herausforderungen.

Ethik und Humanismus: In der Forschung an vorderster Front zu stehen, bedeutet auch, dass man sich intensiv mit ethischen **F r a g e n** auseinandersetzen muss. Fragen zu medizinischen Eingriffen, zur Einwilligung oder zu langfristigen Auswirkungen erfordern einen ganzheitlichen Ansatz, der Wissenschaft und Menschlichkeit miteinander verbindet.

Die Forschung in der Neonatologie ist eine spannende Suche, die Hoffnung, Entschlossenheit und

Einfallsreichtum miteinander verbindet. Durch ihre aktive Teilnahme erweitern Fachkräfte nicht nur den Horizont ihres Fachgebiets, sondern stellen auch sicher, dass die Pflege der Kleinsten und Schwächsten unter uns auf den neuesten und fundiertesten Erkenntnissen beruht.

Technologische Innovationen und ihre Auswirkungen auf die Pflege

Zu Beginn des 21. Jahrhunderts ist die medizinische Landschaft einem ständigen Wandel unterworfen, der zum großen Teil auf technologische Innovationen zurückzuführen ist. Auch die Neonatologie, der heikle Zweig, der sich um Neugeborene kümmert, steht dem in nichts nach. Der technologische Fortschritt hat nicht nur die Grenzen des medizinisch Möglichen verschoben, sondern auch die Art und Weise verändert, wie wir uns um die zartesten Babys kümmern.

- **Fortgeschrittene Monitore :** Die Einführung fortschrittlicher Monitore hat die Situation verändert. Da sie in der Lage sind, die Vitalzeichen eines Neugeborenen wie Herzschlag, Sauerstoffsättigung oder Blutdruck in Echtzeit zu überwachen, bieten sie den medizinischen Teams ein genaues Fenster zum Gesundheitszustand des Kindes. Dies ermöglicht ein proaktives Eingreifen und die Vermeidung potenzieller Komplikationen.
- **Verbesserte Beatmung:** Moderne Beatmungsgeräte sind viel besser an die Bedürfnisse von Frühgeborenen angepasst. Mit sanfteren Beatmungsmodi minimieren sie das Risiko von Lungenschäden und sorgen gleichzeitig für eine optimale Sauerstoffversorgung.
- **Telemedizin:** Die Fähigkeit, Spezialisten aus der Ferne zu konsultieren, auf Krankenakten in Echtzeit

zuzugreifen oder die Entwicklung eines Babys zu verfolgen, nachdem es die Neugeborenenstation verlassen hat, revolutioniert die Betreuung. So wird sichergestellt, dass jedes Baby, egal wo, das nötige Fachwissen erhält.

Bildgebungsgeräte: Technologien wie Ultraschall, MRT oder hochmoderne Röntgengeräte liefern klare und detaillierte Bilder, die eine genauere Diagnose und eine bessere Planung von Eingriffen ermöglichen.

Spezialisierte Anwendungen und Software : Spezielle Anwendungen ermöglichen heute eine genauere Überwachung der Pflege, der Ernährung, der verabreichten Medikamente oder auch der Entwicklungsfortschritte. Sie erleichtern die Kommunikation zwischen den verschiedenen Mitgliedern des Pflegeteams.

Gezielte Therapien : Geräte wie Phototherapielampen zur Behandlung von Neugeborenengelbsucht oder Kältetherapiegeräte für bestimmte Hirnverletzungen bieten wirksamere und weniger invasive Behandlungen.

Digitale Interaktion mit Familien: Kamerasysteme ermöglichen es den Eltern, ihr Baby aus der Ferne zu sehen, wenn sie nicht anwesend sein können. Dies stärkt die Eltern-Kind-Bindung und bietet eine wichtige emotionale Unterstützung.

Schulung und Simulation: Mithilfe hyperrealistischer Neonatalpuppen und Simulationsumgebungen kann das medizinische Personal den Umgang mit verschiedenen Notfallszenarien trainieren und so die Qualität der Versorgung verbessern.

Technologische Innovationen in der Neonatologie haben tiefgreifende Auswirkungen: Sie verbessern nicht nur die Überlebensraten und Langzeitergebnisse für Neugeborene, sondern auch die Erfahrungen der Familien und des

Gesundheitspersonals. In diesem Bestreben, den bestmöglichen Start ins Leben zu bieten, ist die Technologie ein unschätzbarer Verbündeter, ein Werkzeug, das, wenn es klug eingesetzt wird, Wunder bewirken kann.

Kapitel 10 :
DIE ROLLE DES KRANKENPFLEGERS BEI DER ERZIEHUNG DER ELTERN

Eltern auf den Ausstieg vorbereiten: Erziehung und Bildung

Die Entlassung aus der Neonatologie ist für viele Eltern ein Moment, in dem sich Freude und Angst mischen. Nachdem sie Tage, Wochen oder Monate damit verbracht haben, zu beobachten, wie ihr Kind von einem Team von Fachleuten betreut wird, kann der Gedanke, die Betreuung zu Hause zu übernehmen, überwältigend erscheinen. Hier werden die Vorbereitung, Erziehung und Ausbildung der Eltern entscheidend.

Beurteilung der besonderen Bedürfnisse: Jedes Baby und jede Familie ist einzigartig. Vor der Planung von Schulungen ist es von entscheidender Bedeutung, die besonderen Bedürfnisse jeder Familie zu bewerten, sei es die kontinuierliche medizinische Versorgung, Ernährungsbelange oder Entwicklungsbedürfnisse.

Praktische Workshops: In praktischen Sitzungen können den Eltern wichtige Fähigkeiten vermittelt werden, z. B. wie sie ihr Baby füttern, Medikamente verabreichen oder therapeutische Massagen durchführen können.

Sensibilisierung für Vitalzeichen: Eltern können darin geschult werden, die Vitalzeichen ihres Babys zu erkennen und zu verstehen, was normal ist und was möglicherweise ärztliche Hilfe erfordert.

Umgang mit medizinischen Geräten: Wenn das Baby zu Hause spezielle Geräte benötigt, sollten die Eltern in deren Gebrauch und Wartung geschult werden, egal ob es sich um einen Herzmonitor, eine Ernährungspumpe oder ein Beatmungsgerät handelt.

Emotionale Unterstützung: Bei der Vorbereitung auf die Entlassung geht es nicht nur um die körperliche Pflege. Die Eltern benötigen möglicherweise Unterstützung bei der Bewältigung von Angst, Stress oder der Trauer über eine "normale" Geburtserfahrung.

Nachsorgeplanung: Das Organisieren von Nachsorgeterminen, Therapiesitzungen oder Selbsthilfegruppen hilft, einen reibungslosen Übergang nach Hause zu gewährleisten und die Familie weiterhin zu unterstützen.

Ressourcen und Notfallkontakte: Wenn Sie den Eltern eine Liste mit Ressourcen zur Verfügung stellen, einschließlich Notfallnummern, Kontakten für häusliche Unterstützung oder Eltern-Selbsthilfegruppen, kann ihnen das zusätzliche Sicherheit geben.

Einbindung der Geschwister: Es ist auch wichtig, die Geschwister in den Prozess einzubeziehen. Sie auf die Ankunft ihres neuen Bruders oder ihrer neuen Schwester zu Hause mit ihren möglichen besonderen Bedürfnissen vorzubereiten, ist entscheidend für die Familienharmonie.

Ratschläge zur häuslichen Umgebung: Es können Empfehlungen ausgesprochen werden, die bei der Vorbereitung des Hauses helfen, seien es Umbaumaßnahmen für die Barrierefreiheit oder Ratschläge zur Schaffung einer ruhigen und anregenden Umgebung für das Baby.

Der Übergang vom Krankenhaus nach Hause ist für die Familien von Neugeborenen, die neonatologische Pflege benötigen, ein großer Schritt. Indem sie die Eltern mit den notwendigen Fähigkeiten, dem Wissen und dem Vertrauen ausstatten, spielen die Angehörigen der Gesundheitsberufe eine entscheidende Rolle, um das weitere Wohlergehen des Babys zu gewährleisten und die ganze Familie bei diesem neuen Abenteuer zu unterstützen.

Umgang mit schwierigen Situationen : Trauerfälle, schlechte Nachrichten usw.

Die Neonatologie ist trotz all ihrer Wunder und Erfolge auch von dunklen und schmerzhaften Momenten durchzogen. Krankenpfleger und das gesamte Pflegepersonal stehen in solchen Situationen oft an vorderster Front. Sie werden mit dem rohen Schmerz der Eltern, mit Trauer, Verwirrung und manchmal auch mit Wut konfrontiert. Zu lernen, wie man sich in solchen Momenten mit Mitgefühl, Professionalität und Resilienz navigiert, ist von entscheidender Bedeutung.

Einfühlsame Kommunikation: Das Überbringen schwieriger Nachrichten erfordert ein hohes Maß an Sensibilität. Das bedeutet nicht nur, die richtigen Worte zu wählen, sondern auch zuzuhören, die Gefühle der Eltern zu erkennen und sofortige Unterstützung anzubieten.

Raum für Trauer: Eltern, die einen Verlust erleiden oder schlechte Nachrichten erhalten, brauchen einen Raum, um ihre Gefühle zu verarbeiten. Ob es sich dabei um einen ruhigen, abgelegenen Raum handelt oder um Unterstützung, die ihnen hilft, nach Hause zu kommen - es ist entscheidend, ihnen diese Auszeit zu bieten.

Ressourcen anbieten: Ob Trauer-Selbsthilfegruppen, Therapien oder empfohlene Lektüre - Eltern an Ressourcen zu verweisen, kann ihnen bei der Bewältigung ihres Schmerzes helfen.

Ritual und Erinnerung: Für Eltern, die ein Kind verlieren, kann es ein wertvoller Aspekt des Trauerprozesses sein, die Möglichkeit zu bieten,

Erinnerungen zu schaffen - sei es durch Fotos, Fußabdrücke oder Haarsträhnen.

Das Team unterstützen: Krankenpfleger und Ärzte sind ebenfalls emotional betroffen. Ein Umfeld zu schaffen, in dem sie ihre Gefühle mitteilen, psychologische Unterstützung erhalten oder sogar an Gedenkritualen teilnehmen können, stärkt die Widerstandsfähigkeit des Teams.

Weiterbildung: Schulungssitzungen zum Überbringen schlechter Nachrichten, zur Trauerpsychologie oder zur Unterstützung in Krisensituationen können die Mitarbeiter mit dem nötigen Handwerkszeug ausstatten, um mit solchen Momenten umzugehen.

Erkennen von Anzeichen von Not: Es ist von entscheidender Bedeutung, auf Anzeichen von Not bei den Eltern - und auch bei den Teammitgliedern - zu achten. Zu erkennen, wann jemand Hilfe oder Zeit zur Erholung braucht, ist von entscheidender Bedeutung.

Einbezug von Spezialisten : Die Hinzuziehung von Psychologen, Sozialarbeitern oder Seelsorgern zur Begleitung der Familien und des Teams kann zusätzliche Unterstützung bieten.

Abstand gewinnen: Manchmal ist das Beste, was man tun kann, einen Schritt zurückzutreten. Das kann bedeuten, den Eltern Zeit zu geben, in der sie mit ihrem Baby allein sind, oder einem Teammitglied zu erlauben, sich vorübergehend von der Situation zu entfernen.

Dunkle Momente in der Neonatologie sind eine Realität, der sich niemand gerne stellen möchte, doch sie sind unvermeidlich. Mit Schulung, Unterstützung und offener Kommunikation können diese Situationen mit der Würde, dem Respekt und dem Mitgefühl bewältigt werden, die sie verdienen.

Werkzeuge und Ressourcen für eine effektive Kommunikation

Die Kommunikation ist ein zentraler Pfeiler in der Neonatologie. Zwischen den Pflegern, mit den Eltern und manchmal sogar mit den Babys selbst ist eine klare, einfühlsame und präzise Kommunikation von größter Bedeutung. Sie kann den Unterschied zwischen einem Elternteil, der sich unterstützt und informiert fühlt, und einem Elternteil, der sich verloren und ängstlich fühlt, ausmachen. Im Folgenden finden Sie einige wichtige Hilfsmittel und Ressourcen zur Förderung einer effektiven Kommunikation in der Neonatologie.

Kommunikationstrainings: Es gibt zahlreiche Programme und Workshops, die speziell darauf ausgelegt sind, Gesundheitspersonal in einfühlsamer und effektiver Kommunikation zu schulen. In diesen Schulungen können Themen wie das Überbringen schlechter Nachrichten, der Umgang mit Emotionen oder die Vermittlung bei Meinungsverschiedenheiten behandelt werden.

Visuelle Hilfsmittel: Diagramme, Infografiken und Modelle können dabei helfen, komplexe Konzepte zu erklären oder Eltern die Anatomie und Physiologie detailliert zu erläutern, wodurch die Informationen leichter zugänglich werden.

Schriftliche Leitfäden: Broschüren, Faltblätter und Leitfäden bieten Eltern eine greifbare Ressource, die sie in ihrem eigenen Tempo konsultieren können. Diese Materialien können verschiedene Themen behandeln, vom Verständnis einer bestimmten Krankheit bis hin zur Vorbereitung auf die Heimreise.

Übersetzungssoftware: In Pflegeeinrichtungen, in denen Familien eine Vielzahl von Sprachen sprechen, ist der Zugang zu zuverlässigen Übersetzungstools von unschätzbarem Wert, um sicherzustellen, dass jeder Elternteil die Informationen in einer Sprache erhält, die er versteht.

Medizinische Dolmetscher: Wenn möglich, gewährleistet der Einsatz von medizinisch ausgebildeten Dolmetschern nicht nur die Übersetzung der Sprache, sondern auch eine nuancierte Vermittlung medizinischer Fachbegriffe.

Kommunikationstechnologie: Tablets, Smartphones und Computer können für die Telemedizin genutzt werden, sodass Eltern auch aus der Ferne mit Ärzten kommunizieren oder an multidisziplinären Teamsitzungen teilnehmen können.

Regelmäßiges Feedback: Regelmäßige Feedbackrunden mit den Eltern zu veranstalten, kann dabei helfen, Bereiche zu identifizieren, in denen die Kommunikation verbessert werden kann.

Logbücher und Nachbereitungshefte: Ermöglichen eine kontinuierliche Kommunikation zwischen den Teams bei Dienstwechseln. Auch Eltern können hier ihre Fragen oder Anliegen notieren, wodurch eine bidirektionale Kommunikation gewährleistet wird.

Selbsthilfegruppen: Diese Gruppen bieten Eltern die Möglichkeit, Erfahrungen auszutauschen, Fragen zu stellen und voneinander zu lernen, während sie von einer Fachkraft angeleitet werden.

Aktives Zuhören: Dies ist vielleicht das wichtigste und doch am meisten unterschätzte Werkzeug. Sich die Zeit zu nehmen, wirklich zuzuhören, ohne Unterbrechung, und das Gehörte zu reflektieren, kann die Qualität der Kommunikation erheblich verbessern.

Durch eine Kombination aus angemessener Ausbildung, technologischen Hilfsmitteln und greifbaren Ressourcen kann das Personal in der Neonatologie dafür sorgen, dass die Kommunikation stets im Mittelpunkt der Pflege steht, wodurch das Vertrauen, das Verständnis und die

Partnerschaft mit den Familien, denen sie dienen, gestärkt werden.

Kapitel 11 :
DIE BEDEUTUNG
DER MULTIDISZIPLINARITÄT

Die Rolle jedes Mitglieds des medizinischen Teams in der Neonatologie

Die Neonatologie ist bei weitem nicht das Werk eines einzelnen einsamen Helden, sondern das Ergebnis einer intensiven Zusammenarbeit verschiedener Gesundheitsfachkräfte. Jedes Mitglied dieses Teams spielt eine bestimmte Rolle, und es ist die Summe ihrer gemeinsamen Anstrengungen, die es ermöglicht, Neugeborenen und ihren Familien eine außergewöhnliche Pflege zu bieten.

Im Zentrum dieser medizinischen Symphonie steht der **Neonatologe**. Als Experte für die Pflege von Frühgeborenen und Neugeborenen mit Erkrankungen ist er der Dirigent des Teams und trifft entscheidende Entscheidungen über die Diagnose, Behandlung und Nachsorge der kleinen Patienten.

Der **Krankenpfleger in der Neonatologie** unterstützt den **Neonatologen** bei dieser Aufgabe und ist die Stütze der täglichen Pflege. Sie sind die Augen und Ohren der Station, überwachen ständig die Lebenszeichen der Babys, verabreichen Behandlungen und sind die erste Anlaufstelle in Notfällen. Darüber hinaus spielt er eine entscheidende Rolle bei der Unterstützung und Erziehung der Eltern, indem er sie durch das Meer von Emotionen und Unsicherheiten führt, die ein Aufenthalt auf der Neugeborenenstation mit sich bringt.

Danach kommt der **Physiotherapeut** zum Einsatz, der den Neugeborenen dabei hilft, ihre Lungenfunktion zu entwickeln und mögliche Atemwegskomplikationen zu überwinden. Mithilfe spezieller Techniken stimuliert und stärkt er ihre jungen Lungen und bereitet sie auf ein Leben außerhalb des Inkubators vor.

Der **Apotheker ist** zwar weniger sichtbar, spielt aber eine ebenso wichtige Rolle. Als Arzneimittelexperte sorgt er dafür, dass jedes Baby das richtige Medikament in der richtigen Dosis und zum richtigen Zeitpunkt erhält. Seine Zusammenarbeit mit dem Neonatologen gewährleistet eine optimale, auf die jeweilige Situation abgestimmte Behandlung.

Die **Psychologin** ist der emotionale Leuchtturm des Teams. Sie unterstützt und berät Eltern, die mit Angst, Stress oder Trauer konfrontiert sind, und bietet auch den Mitgliedern des medizinischen Teams, die oft mit emotional belastenden Situationen konfrontiert sind, ein offenes Ohr.

Schließlich stellt der **Ernährungsberater** sicher, dass jedes Baby die richtige Ernährung für seine speziellen Bedürfnisse erhält. Gemeinsam mit dem Krankenpfleger erstellt er Ernährungspläne, um das Wachstum und die Gesundheit der Neugeborenen zu fördern.

Dieses Team setzt sich zwar aus Individuen mit unterschiedlichen Fähigkeiten zusammen, arbeitet aber auf ein gemeinsames Ziel hin: das Wohlbefinden und die Gesundheit der kleinsten und verletzlichsten Menschen unter uns zu gewährleisten. Und es ist diese Zusammenarbeit, diese Einheit der Vision, die die Neonatologie zu einem so besonderen und lebenswichtigen Bereich in der medizinischen Welt macht.

Wie man effektiv arbeitet
mit verschiedenen Spezialisten

Die interprofessionelle Zusammenarbeit ist das Herzstück der modernen Medizin. Die zunehmende Komplexität der Versorgung erfordert eine nahtlose Koordination zwischen verschiedenen Spezialisten, um das bestmögliche Ergebnis für den Patienten zu gewährleisten. Im Folgenden finden Sie einige Tipps, wie Sie effektiv mit verschiedenen Spezialisten zusammenarbeiten können:

Die Rolle jeder Fachkraft verstehen: Bevor Sie im Tandem mit anderen Fachkräften zusammenarbeiten können, müssen Sie unbedingt deren Fachgebiet, ihre Verantwortlichkeiten und den Wert, den sie für das Team darstellen, verstehen.

Offene und respektvolle Kommunikation: Es ist entscheidend, einen offenen Dialog zu fördern, indem man Jargon so weit wie möglich vermeidet und aktiv zuhört. Gegenseitiger Respekt erleichtert ebenfalls eine produktive Kommunikation.

Regelmäßige Treffen organisieren: Regelmäßige Treffpunkte stellen sicher, dass alle auf der gleichen Seite stehen, was den Pflegeplan, Aktualisierungen des Patienten und mögliche Bedenken betrifft.

Verwenden Sie Tools für die Zusammenarbeit: Von elektronischen Krankenakten bis hin zu speziellen Kommunikationsanwendungen können technologische Tools dazu beitragen, dass alle in Echtzeit informiert sind.

Interdisziplinäre Ausbildung fördern: Wenn Spezialisten die Grundlagen der anderen Bereiche verstehen, können sie die Bedürfnisse des Teams besser antizipieren und eine umfassende Patientenversorgung erleichtern.

Verantwortlichkeiten klären: Vermeiden Sie Verwirrung, indem Sie klarstellen, wer für was zuständig ist. Diese Klärung verringert das Risiko, dass es zu Überschneidungen oder Vernachlässigung der Pflege kommt.

Feedback geben und erhalten: Ein interprofessionelles Team kann sich immer verbessern. Indem sie konstruktives Feedback fördern, können sich die Teammitglieder kontinuierlich anpassen und verbessern.

Teamgeist pflegen: Teambuilding-Aktivitäten und gemeinsame Entspannungsmomente können die Bindung zwischen den Teammitgliedern stärken und eine bessere Zusammenarbeit erleichtern.

Flexibel sein: Jeder Patient ist einzigartig, und manchmal muss der festgelegte Plan angepasst werden. Die Fähigkeit, sich schnell an neue Informationen oder veränderte Situationen anzupassen, ist von entscheidender Bedeutung.

Den Patienten priorisieren : Jenseits von Fachgebieten, Egos und beruflichen Unterschieden sollte das Wohl des Patienten immer die zentrale Priorität bleiben. Dies hilft, das Team zentriert und vereint in seinem Ziel zu halten.

Die effektive Zusammenarbeit mit verschiedenen Spezialisten erfordert Offenheit, Respekt, eine klare Kommunikation und Engagement für das Wohl des Patienten. Nur wenn die Spezialisten ihre Kräfte bündeln, können sie eine ganzheitliche und optimierte Versorgung anbieten.

Kapitel 12 :
ERNÄHRUNGSASPEKTE
IN DER NEONATOLOGIE

Die Bedeutung der Ernährung
für Neugeborene

Die Neugeborenenzeit ist ein kritisches Fenster im Leben eines Menschen. In diesen ersten Lebenswochen durchläuft der Körper schnelle und grundlegende Veränderungen, die den Grundstein für die spätere Gesundheit legen. Im Zentrum dieser Veränderungen steht die Ernährung. Die Ernährungsbedürfnisse von Neugeborenen sind spezifisch, intensiv und entscheidend für ihr gesundes Wachstum und ihre Entwicklung.

Rasantes Wachstum : Neugeborene, insbesondere Frühgeborene, durchlaufen ein exponentielles Wachstum. Der Kalorien- und Nährstoffbedarf in dieser Zeit ist daher proportional höher als in jeder anderen Lebensphase. Die richtige Ernährung gewährleistet ein gesundes Wachstum von Knochen, Muskeln und Organen.

Gehirnentwicklung: Die ersten Lebensmonate sind für die Entwicklung des Gehirns von entscheidender Bedeutung. Fettsäuren wie Omega-3-Fettsäuren sind für die Bildung von Neuronen und Synapsen lebenswichtig. Eine optimale Nährstoffversorgung beeinflusst die späteren kognitiven und emotionalen Fähigkeiten positiv.

Immunsystem: Das Immunsystem eines Neugeborenen befindet sich noch in der Entwicklung. Kolostrum, die erste Form der Muttermilch, ist reich an Antikörpern, die das Baby vor Infektionen schützen. Außerdem stärkt eine angemessene

Ernährung die Darmbarriere, wodurch das Risiko von Infektionen verringert wird.

Stoffwechsel: Eine angemessene Ernährung in der Neonatalperiode kann sich nachhaltig auf den Stoffwechsel eines Menschen auswirken. Sie beeinflusst die Gewichtsregulierung, die Glukosetoleranz und andere metabolische Aspekte während des gesamten Lebens.

Motorische Entwicklung: Die Ernährung beeinflusst die Muskelkraft und die Koordination. Eine angemessene Versorgung mit Proteinen und Mikronährstoffen ist für die motorische Entwicklung von entscheidender Bedeutung.

Vorbeugung von Krankheiten : Nährstoffmängel in diesem frühen Stadium können für chronische Krankheiten im Erwachsenenalter prädisponieren, z. B. Diabetes, Bluthochdruck oder bestimmte Herzerkrankungen.

Hormonregulation: Hormone spielen eine Schlüsselrolle bei Wachstum und Entwicklung. Die Ernährung beeinflusst die Produktion und Regulierung dieser Hormone.

Emotionales Wohlbefinden: Auch wenn es weniger offensichtlich ist, besteht ein Zusammenhang zwischen Ernährung und Stimmung. Ernährungsungleichgewichte können das Verhalten und die Stimmung beeinflussen, sogar schon bei Säuglingen.

Gute Verdauung: Ein gesundes Verdauungssystem beginnt mit einer guten Ernährung. Sie sorgt für eine gesunde Darmflora und verringert so das Risiko von Koliken, Verstopfung oder anderen Verdauungsstörungen.

Die Rolle der Ernährung für Neugeborene ist daher in jedem Aspekt ihrer Entwicklung und Gesundheit tief verwurzelt. Indem wir für eine optimale Ernährung in den ersten Lebenstagen sorgen, legen wir den Grundstein für ein gesundes und erfülltes Leben. Dies ist nicht einfach nur ein Akt der Ernährung, sondern ein Akt der Liebe, der Voraussicht und der Verpflichtung gegenüber der Zukunft des Kindes.

Verschiedene Ernährungsmethoden: Stillen, enterale, parenterale Ernährung

Wie ein Neugeborenes gefüttert wird, hängt von seinem Gesundheitszustand, seiner Fähigkeit zu saugen, seinen Ernährungsbedürfnissen und manchmal auch von den Entscheidungen der Eltern ab. Hier finden Sie eine Erkundung der verschiedenen Fütterungsmethoden, die je nach Situation angewendet werden können.

Stillen :

Natürlich und physiologisch: Stillen ist die natürlichste und empfohlene Methode zur Ernährung von Neugeborenen. Muttermilch ist reich an Nährstoffen, Antikörpern und anderen nützlichen Faktoren, die das Wachstum, den Schutz und die Entwicklung fördern.

Vorteile: Neben den ernährungsphysiologischen Vorteilen stärkt das Stillen die Bindung zwischen Mutter und Kind, regt die Milchproduktion an und verringert das Risiko bestimmter Krankheiten für Kind und Mutter.

Säuglingsanfangsnahrung: Für Mütter, die nicht stillen können oder wollen, ist Säuglingsanfangsnahrung eine Alternative. Sie ist so konzipiert, dass sie der Zusammensetzung der Muttermilch so nahe wie möglich kommt.

Enterale Ernährung :

Einleitung: Die enterale Ernährung wird bei Babys eingesetzt, die nicht effektiv saugen oder schlucken können, deren Verdauungssystem aber normal funktioniert.

Nasogastrische Sonde: Eine dünne Sonde wird durch die Nase eingeführt, verläuft durch die Speiseröhre und endet im Magen. Mit ihr kann die Milch direkt in den Magen verabreicht werden.

Orogastrische Sonde: Ähnlich wie die nasogastrische Sonde wird diese Sonde durch den Mund eingeführt.

Naso-Darm-Sonde: Diese Sonde reicht weiter als der Magen und endet im Dünndarm. Sie wird in der Regel verwendet, wenn der Magen die Nahrung nicht richtig verarbeiten kann.

Parenterale Ernährung :

Einleitung: Die parenterale Ernährung wird eingesetzt, wenn das Verdauungssystem des Babys nicht genutzt werden kann oder soll. Die Nährstoffe werden direkt in den Blutkreislauf verabreicht.

Totale parenterale Ernährung (TPA) : Wenn der gesamte Nährstoffbedarf durch diese Methode gedeckt wird.

Partielle parenterale Ernährung: Wird als Ergänzung zur enteralen Ernährung verwendet.

Verabreichungsweg: Die Nährstoffe werden in der Regel über einen zentralen oder peripheren Venenkatheter verabreicht.

Jede dieser Methoden hat ihre eigenen Vorteile, Risiken und Indikationen. Die Wahl hängt oft vom klinischen Zustand des Babys, seinen Ernährungsbedürfnissen und der Fähigkeit der Eltern und des Pflegepersonals ab, mit der gewählten Methode umzugehen. Was alle diese Methoden gemeinsam haben, ist ihr oberstes Ziel: sicherzustellen, dass jedes Neugeborene die Ernährung erhält, die es braucht, um gesund zu wachsen und sich zu entwickeln. Die enge Zusammenarbeit zwischen medizinischem Fachpersonal, Eltern und Pflegekräften ist für den Erfolg dieser Aufgabe von entscheidender Bedeutung.

Häufige Ernährungsherausforderungen und Lösungen

Die Ernährung spielt eine entscheidende Rolle für die gesunde Entwicklung eines Neugeborenen, insbesondere auf der neonatologischen Station, wo Babys aufgrund einer Frühgeburt oder medizinischer Bedingungen besondere Bedürfnisse haben können. Die gängigen Ernährungsherausforderungen zu verstehen und zu wissen, wie man darauf reagiert, ist für das Pflegepersonal von entscheidender Bedeutung.

Unzureichende Gewichtszunahme :
Herausforderung: Neugeborenen, insbesondere Frühgeborenen, kann es schwer fallen, an Gewicht zuzunehmen.
Lösung: Erhöhen Sie die Kaloriendichte der Milch oder der Säuglingsnahrung, überwachen Sie die Zufuhr und das Wachstum genau und konsultieren Sie einen pädiatrischen Ernährungswissenschaftler für spezifische Empfehlungen.
Nahrungsmittelunverträglichkeit :
Herausforderung: Zu den Anzeichen gehören Erbrechen, Durchfall, Blähungen und abnormaler Stuhlgang.

Lösung: Reduzieren oder verteilen Sie die Zufuhr in kürzeren Abständen, verwenden Sie spezielle Rezepturen, achten Sie auf Anzeichen von Allergien oder Unverträglichkeiten.

Enterokolitis Nekrotisierung (NEC) :

Herausforderung: Dies ist eine schwere Darmerkrankung, die bei Frühgeborenen auftreten kann.

Lösung: Verwenden Sie Muttermilch, die das Risiko zu verringern scheint, achten Sie genau auf Anzeichen von NEC und stellen Sie das Füttern ein, wenn Symptome auftreten, während Sie eine angemessene medizinische Behandlung beginnen.

Schwierigkeiten beim Saugen und Schlucken :

Herausforderung: Frühgeborene Babys haben möglicherweise noch nicht die notwendigen Reflexe entwickelt, um effektiv zu saugen und zu schlucken.

Lösung: Verwenden Sie Techniken zur Unterstützung des Stillens, spezielle Sauger oder ziehen Sie alternative Fütterungsmethoden wie Sonden in Betracht.

Hypoglykämie :

Herausforderung: Manche Babys haben nach der Geburt einen niedrigen Blutzuckerspiegel.

Lösung: Regelmäßige Überwachung des Blutzuckerspiegels, schnelle Zufuhr von Glukose oder Milch und in schweren Fällen Verwendung von intravenösen Glukoselösungen.

Vitamin- und Mineralstoffdefizite :

Herausforderung: Frühgeborene Babys haben möglicherweise einen erhöhten Bedarf an bestimmten Vitaminen und Mineralstoffen.

Lösung: Ergänzung mit spezifischen Vitaminen und Mineralien gemäß den

Empfehlungen und regelmäßige Überwachung der Blutwerte.

Hyperbilirubinämie oder Gelbsucht :

Herausforderung: Sie wird durch einen Überschuss an Bilirubin im Blut verursacht, der oft durch eine Gelbfärbung der Haut sichtbar wird.

Lösung: Die Nahrungsaufnahme erhöhen, um die Ausscheidung von Bilirubin zu fördern, und ggf. Phototherapie anwenden.

Die ernährungsbedingten Herausforderungen in der Neonatologie erfordern einen individuellen und multidisziplinären Ansatz, an dem Kinderärzte, Ernährungswissenschaftler, Krankenpfleger und Eltern beteiligt sind. Ein gründliches Verständnis dieser Herausforderungen und ein frühzeitiges Eingreifen können einen bedeutenden Unterschied für die langfristige Gesundheit und Entwicklung des Neugeborenen ausmachen.

Kapitel 13 :
SPEZIFISCHE PHARMAKOLOGIE
IN DER NEONATOLOGIE

Häufig verwendete Medikamente und ihre Indikationen

Die Arzneimitteltherapie in der Neonatologie ist aufgrund der einzigartigen Physiologie von Neugeborenen, insbesondere von Frühgeborenen, komplex. Im Folgenden finden Sie eine nicht erschöpfende Liste häufig verwendeter Medikamente und ihrer Hauptindikationen.

Lungensurfactant :
Indikation: Behandlung von Atemnot bei Frühgeborenen.
Mechanismus: Ersetzt das natürliche Surfactant in der Lunge, das bei Frühgeborenen fehlen kann.
Koffein :
Indikation: Apnoe bei Frühgeborenen.
Mechanismus: Stimuliert das Atemzentrum, um Apnoe-Episoden zu verringern.
Antibiotika (wie Ampicillin, Gentamicin) :
Indikation: Vermutete oder nachgewiesene Infektionen.
Mechanismus: Bekämpfung von krankheitserregenden Bakterien.
Furosemide :
Indikation: Lungenödem oder Herzinsuffizienz.
Mechanismus: Diuretikum, das die renale Ausscheidung von Wasser und Elektrolyten erhöht.

Dopamin, Dobutamin :

Indikation: Herzinsuffizienz oder Schock.

Mechanismus: Erhöhen die Kontraktionskraft des Herzens und/oder den Blutdruck.

Indometacin, Ibuprofen :

Indikation: Verschluss des persistierenden Ductus arteriosus.

Mechanismus: Hemmt Prostaglandin und fördert so den Verschluss des Kanals.

Vitamin K :

Indikation: Prophylaxe der hämorrhagischen Krankheit des Neugeborenen.

Mechanismus: Wesentlich für die Blutgerinnung.

Erythropoietin :

Indikation: Anämie bei Frühgeborenen.

Mechanismus: Stimuliert die Produktion von roten Blutkörperchen.

Acyclovir :

Indikation: Herpes-simplex-Infektionen.

Mechanismus: Antiviral.

Phenobarbital, Levetiracetam :

Indikation: Epileptische Anfälle.

Mechanismus: Antiepileptische Medikamente.

Ranitidin, Omeprazol :

Indikation: Gastroösophagealer Reflux oder Geschwüre.

Mechanismus: Vermindern die Produktion von Magensäure.

Es ist wichtig zu wissen, dass die Pharmakokinetik und Pharmakodynamik von Arzneimitteln bei Neugeborenen und insbesondere bei Frühgeborenen stark variieren. Daher können sich Dosierung, Indikationen und Nebenwirkungen von denen älterer Kinder oder Erwachsener unterscheiden. Konsultieren Sie bei der Verschreibung oder Verabreichung von Medikamenten an diese Bevölkerungsgruppe immer geeignete und spezialisierte Ressourcen.

Dosierung, Verabreichung und Überwachung von Nebenwirkungen

In der Neonatologie ist die richtige Verabreichung von Medikamenten angesichts der Verletzlichkeit der Patienten von entscheidender Bedeutung. Hier finden Sie eine flüssig dargestellte Erkundung dieser Schlüsselelemente.

Die Kunst des Dosierens
In der Neonatologie zählt jeder Milliliter. Die Dosierung basiert in der Regel auf dem Gewicht des Säuglings, oft in mg/kg. Diese Berechnung ist von entscheidender Bedeutung, da eine einfache Abweichung weitreichende Folgen haben kann. Auch die physiologische Entwicklung des Babys muss berücksichtigt werden, da der Stoffwechsel, die Ausscheidung und die Verteilung von Medikamenten je nach Schwangerschafts- und postnatalem Alter unterschiedlich sind.

Verabreichung: Eine chirurgische Präzision
Die Verabreichungswege in der Neonatologie sind vielfältig: oral, intravenös, intraarteriell, subkutan, intramuskulär, intrathekal und viele mehr. Jeder Weg hat seine Besonderheiten :

> **Oral: Wird** aufgrund der Einfachheit oft bevorzugt, aber die Aufnahmefähigkeit kann bei Frühgeborenen variieren.

> **Intravenös:** Ermöglicht einen schnellen Wirkungseintritt, erfordert jedoch eine verstärkte Überwachung der Injektionsstelle, um Infektionen zu verhindern.

Überwachung von Nebenwirkungen: Ein scharfes Auge
Selbst bei einer einwandfreien Dosierung sind Nebenwirkungen immer möglich. Einige Anzeichen sind

offensichtlich, wie z. B. ein Hautausschlag, während andere, wie z. B. Nierenversagen, eine genauere Untersuchung erfordern. Beobachtung ist das Schlüsselwort. Jede Veränderung im Verhalten, der Atmung, der Hautfarbe oder sogar der Konsistenz des Stuhls kann ein Hinweis sein.

Die Überwachung endet jedoch nicht hier. Regelmäßige Untersuchungen wie Bluttests, Ultraschall oder Röntgenaufnahmen können notwendig sein, um mögliche Komplikationen zu erkennen.

Zusammenarbeit: Schlüssel zur Sicherheit

Die Arzneimittelsicherheit ist eine gemeinsame Verantwortung. Apotheker, Ärzte und Krankenpfleger müssen eng zusammenarbeiten, um die Richtigkeit der Behandlung zu gewährleisten. Fehler sind menschlich, aber in der Neonatologie ist der Spielraum für Fehler gering. Häufig wird eine doppelte oder dreifache Überprüfung der Dosis vorgenommen.

Die Aufklärung der Eltern

Auch die Aufklärung der Eltern ist von entscheidender Bedeutung. Sie müssen verstehen, warum ein Medikament verabreicht wird, welche Wirkungen zu erwarten sind und auf welche Warnzeichen sie zu Hause achten sollten, vor allem, wenn das Baby die Station verlassen hat.

In der Neonatologie kommt es auf jedes Detail an. Dosierung, Verabreichung und Überwachung sind wesentliche Säulen der medikamentösen Behandlung. Es ist ein heikles Ballett, bei dem Wissenschaft auf Kunst trifft, mit dem einzigen Ziel, das Wohlbefinden des Neugeborenen zu gewährleisten.

Pharmakokinetische Besonderheiten bei Neugeborenen

Das Neugeborene, insbesondere das Frühgeborene, ist eine einzigartige physiologische Einheit mit Besonderheiten, die einen tiefgreifenden Einfluss auf die Pharmakokinetik von Arzneimitteln haben. Lassen Sie uns fließend in diese faszinierende Welt der Arzneimittel und Babys eintauchen.

Ein Körper im ständigen Wandel

Am Anfang des Lebens ist alles in Bewegung. Organe, Systeme, der Kreislauf - alles verändert sich mit rasender Geschwindigkeit. Diese Veränderungen wirken sich auf die Art und Weise aus, wie Medikamente aufgenommen, verteilt, verstoffwechselt und ausgeschieden werden.

Absorption: Ein maßgeschneiderter Einstieg

Der Verabreichungsweg hat einen großen Einfluss auf die Absorption. Beispielsweise ist die Haut eines Frühgeborenen dünner und weniger ausgereift, was die Penetration transdermal verabreichter Arzneimittel unvorhersehbarer macht. Auch die reduzierte Magensäure bei Neugeborenen beeinflusst die Absorption oral verabreichter Arzneimittel.

Verleih: Un Voyage Particulier

Die Wasser- und Fettanteile im Körper eines Neugeborenen unterscheiden sich von denen eines Erwachsenen. Bei einem höheren Wasseranteil können wasserlösliche Arzneimittel ein größeres Verteilungsvolumen haben. Da das Trägerproteinsystem noch unreif ist, kann dies außerdem die Bindung von Arzneimitteln an Plasmaproteine beeinflussen, wodurch mehr Arzneimittel für die Wirkung verfügbar werden.

Stoffwechsel: Eine Fabrik in der Einlaufphase

Die Leber ist das Hauptorgan für den Stoffwechsel von Arzneimitteln. Bei Neugeborenen, insbesondere bei Frühgeborenen, ist die Leber noch unreif. Einige

Enzymsysteme, wie z. B. Cytochrom P450, sind möglicherweise nicht voll funktionsfähig. Dies kann den Stoffwechsel bestimmter Medikamente verlangsamen und ihre Wirkungsdauer oder Nebenwirkungen erhöhen.

Ausscheidung: Ein sanftes, aber langsames System
Die Nieren sind das wichtigste Ausscheidungsorgan. Doch wie die Leber sind auch die Nieren von Neugeborenen unreif. Ihre Fähigkeit, zu filtern, wieder aufzunehmen und abzusondern, kann reduziert sein, was die Dauer beeinflusst, in der ein Medikament im System verbleibt.

Der Schlüssel: Eine notwendige Individualisierung.
All diese Besonderheiten führen dazu, dass ein und dasselbe Medikament bei verschiedenen Babys unterschiedlich wirken kann. Aus diesem Grund erfordert die Pharmakokinetik bei Neugeborenen eine individuelle Dosierung, eine sorgfältige Überwachung und eine enge Zusammenarbeit zwischen den verschiedenen Mitgliedern des medizinischen Teams.

Das Verständnis der pharmakokinetischen Besonderheiten bei Neugeborenen ist für eine sichere und wirksame Verabreichung von Arzneimitteln von entscheidender Bedeutung. Es ist eine Herausforderung, gewiss, aber eine Herausforderung, die im Zentrum der Gewährleistung einer gesunden Zukunft für diese kleinen, zerbrechlichen Leben steht.

Kapitel 14 :
ERGÄNZENDE THERAPIEN
UND ALTERNATIVEN

Unkonventionelle Ansätze in der Neonatologie: Musiktherapie, therapeutische Berührung

Inmitten der medizinischen Welt, in der Technologie und Wissenschaft dominieren, zeichnet sich die Neonatologie durch ihre Fähigkeit aus, die Bedeutung von Menschlichkeit und Intuition zu erkennen. Neben der fortschrittlichen medizinischen Versorgung hat die Welt der Neugeborenenpflege nach und nach auch unkonventionelle Therapien integriert, um die Qualität der Versorgung zu verbessern. Tauchen wir ein in die sanfte Welt der Musiktherapie und der therapeutischen Berührung.

Musiktherapie: Die süße Melodie des Wohlbefindens
Musik in all ihren Formen ist seit langem für ihre therapeutischen Eigenschaften bekannt. In der Neonatologie bietet die Musiktherapie eine Oase der Sanftheit in einer manchmal lauten und stressigen Umgebung.

- **Physiologische Auswirkungen**: Studien haben gezeigt, dass sanfte Musik bei Frühgeborenen die Herzfrequenz stabilisieren, die Sauerstoffsättigung verbessern und den Stresspegel senken kann.
- **Neurologische Stimulation**: Musik hilft bei der Reifung des Gehirns, indem sie die Regionen stimuliert, die mit dem Hören und der auditiven Verarbeitung verbunden sind.
- **Eltern-Kind-Bindung**: Für sein Baby zu singen oder zu musizieren kann helfen, die emotionale Bindung zu stärken, besonders wenn sich ein Elternteil

102

angesichts der medizinischen Herausforderungen hilflos fühlt.

Therapeutische Berührung: Die Macht der Caring-Hand
Der Tastsinn ist einer der ersten Sinne, die sich in utero entwickeln. In der Neonatologie geht die therapeutische Berührung über einen einfachen Körperkontakt hinaus.

- **Babymassage**: Sanfte Massagen können helfen, die Körperfunktionen zu regulieren, die Verdauung zu verbessern und den Schlaf zu fördern. Für Eltern kann die Massage ihres Babys eine Möglichkeit sein, sich aktiv an der Pflege zu beteiligen und eine Bindung aufzubauen.
- **Haut an Haut oder Känguru-Methode**: Diese Methode, bei der das nackte Baby an die Brust eines Elternteils gelegt wird, kann unglaubliche Auswirkungen auf die Wärmeregulierung, die Stabilisierung von Herz und Atmung sowie das Stillen haben.

Jeder dieser unkonventionellen Ansätze bringt eine zusätzliche Dimension in die Pflege in der Neonatologie ein. Sie erkennen an, dass Neugeborene zwar zerbrechliche Wesen sind, die medizinische Versorgung benötigen, aber auch sensible menschliche Wesen, die auf Liebe, Berührung und Musik reagieren. In diesem zarten Tanz des Lebens schafft die Verschmelzung von Wissenschaft und Sensibilität eine Symphonie der ganzheitlichen Pflege für unsere kleinsten Patienten.

Studien und damit verbundene Vorteile

Wenn es um die Pflege von Neugeborenen, insbesondere von Frühgeborenen, geht, ist die Bedeutung von evidenzbasierten Studien unbestritten. Durch diese wissenschaftliche Brille betrachtet, offenbaren unkonventionelle Ansätze wie Musiktherapie und therapeutische Berührung ihre bemerkenswerten Vorteile und unterstützen die Heilung, das Wachstum und die Entwicklung der kleinen Patienten in der Neonatologie. Lesen Sie weiter, um mehr über die Studien und die Vorteile zu erfahren, die mit diesen alternativen therapeutischen Praktiken verbunden sind.

Studien zur Musiktherapie

Klinische Forschung: Die Forschung zeigt, dass Musik, die gezielt ausgewählt und verabreicht wird, die Physiologie von Neugeborenen positiv beeinflussen kann. Studien haben signifikante Verbesserungen bei der Stabilität der Vitalfunktionen, dem Wach- und Schlafverhalten und der Essfähigkeit gezeigt.

Nachgewiesener Nutzen: Neben den physiologischen Vorteilen kann Musiktherapie auch zur neurologischen Entwicklung beitragen, indem sie die Hörbahnen stimuliert und die Eltern-Kind-Bindung stärkt.

Studien zu Therapeutic Touch

Wissenschaftliche Evidenz: Therapeutische Berührungen, insbesondere Massagen und Haut-zu-Haut-Kontakte, sind umfassend erforscht. Die Babys, die diese Behandlung erhalten, zeigen Verbesserungen bei der Gewichtszunahme, der Wärmeregulierung und der Verringerung von Stress und Schmerzen.

Nachgewiesene Vorteile: Die Vorteile erstrecken sich auch auf die psychische Gesundheit der Eltern, die weniger Stress und Ängste empfinden und eine engere Bindung zu ihrem Baby aufbauen.

Studien zu anderen komplementären Ansätzen

Wissenschaftliche Erforschung: Andere ergänzende Therapien wie Licht- und Tiertherapie werden derzeit erforscht. Obwohl die Daten noch nicht vollständig vorliegen, sind die vorläufigen Ergebnisse vielversprechend.

Mögliche Vorteile: Diese Therapien können potenziell die Stimmung verbessern, Ängste reduzieren und zum allgemeinen Wohlbefinden von Neugeborenen und ihren Familien beitragen.

Die Aufnahme unkonventioneller Ansätze in die Neugeborenenpflege stützt sich fest auf solide wissenschaftliche Studien und Nachweise. Diese ergänzenden Methoden, die mit Sorgfalt und Respekt in die konventionelle Pflege integriert werden, bereichern die Pflegeerfahrung von Neugeborenen und ihren Familien und bieten einen ganzheitlichen und harmonischen Heilungsweg.

Wie man sie einbindet auf sichere Weise

In der Neonatologie steht die Sicherheit an erster Stelle. Die Einführung unkonventioneller Therapien erfordert eine gut durchdachte Vorgehensweise, um das Wohlbefinden der Neugeborenen zu gewährleisten und gleichzeitig den potenziellen Nutzen dieser Praktiken zu maximieren. Hier erfahren Sie, wie Sie sie auf sichere Weise integrieren können.

Vorausgehende Bewertung

Medizinische Untersuchung: Vor jeder Behandlung ist eine umfassende Beurteilung des Gesundheitszustands des Neugeborenen erforderlich. Einige medizinische Bedingungen können dazu führen, dass eine Therapie nicht angemessen ist oder Anpassungen erforderlich sind.

Kenntnis der Vorgeschichte: Es ist wichtig, die Vorgeschichte des Babys, seine bisherigen Reaktionen auf verschiedene Reize und alle anderen relevanten Informationen zu kennen, die die Art und Weise, wie es auf die Therapie reagiert, beeinflussen könnten.

Berufliche Bildung

Zertifizierung und Ausbildung: Stellen Sie sicher, dass die Therapeuten in der spezifischen Therapie, die sie anbieten, zertifiziert und ausgebildet sind. Ein qualifizierter Musiktherapeut verfügt beispielsweise über umfassende Kenntnisse in der therapeutischen Anwendung von Musik bei Neugeborenen.

Fortbildung: Die Medizin entwickelt sich ständig weiter, ebenso wie die komplementären Therapien. Daher ist es wichtig, dass Fachkräfte regelmäßig an Fortbildungen teilnehmen, um auf dem neuesten Stand zu bleiben.

Protokolle und Richtlinien

Entwicklung von Protokollen: Erstellen Sie klare Protokolle für jede Therapie. Dazu gehören Indikationen, Kontraindikationen, Dauer, Häufigkeit und alle anderen relevanten Details.

Nachsorge und Überwachung: Wie bei der traditionellen medizinischen Versorgung ist die kontinuierliche Überwachung während und nach der Therapie von entscheidender Bedeutung. So können Anzeichen von Stress oder negativen Reaktionen schnell erkannt werden.

Zusammenarbeit und Kommunikation

Interprofessionelle Kommunikation: Therapeuten müssen eng mit dem medizinischen Team zusammenarbeiten. Ein regelmäßiger Informationsaustausch stellt sicher, dass alle über Fortschritte, Bedenken oder Änderungen im Behandlungsplan informiert sind.

Eltern informieren: Die Eltern müssen umfassend darüber informiert werden, was jede Therapie beinhaltet, welche Vorteile und Risiken damit verbunden sind und was sie erwarten können. Ihre informierte Zustimmung ist von entscheidender Bedeutung.

Neubewertung und Anpassungen

Feedback: Nehmen Sie sich nach jeder Sitzung einen Moment Zeit, um zu beurteilen, wie das Baby reagiert hat. Dies hilft, zukünftige Sitzungen zu optimieren, um den Nutzen zu maximieren.

Flexibilität: Seien Sie bereit, eine Therapie anzupassen oder zu unterbrechen, wenn sie nicht hilfreich erscheint oder Not verursacht.

Die sichere Integration unkonventioneller Ansätze in die Neonatologie erfordert eine sorgfältige Planung, eine spezialisierte Ausbildung, eine ständige Kommunikation und eine kontinuierliche Bewertung. Wenn diese Elemente vorhanden sind, können diese Therapien eine wertvolle Ergänzung des Spektrums an Betreuungsmöglichkeiten für Neugeborene und ihre Familien bieten.

Kapitel 15 :
DIE BEDEUTUNG DER PFLEGE FAMILIENZENTRIERT

Einbeziehung der Eltern bei der Betreuung ihres Kindes

In der gemütlichen, aber manchmal auch beängstigenden Welt der Neonatologie spielen die Eltern eine entscheidende Rolle und fungieren als emotionale und körperliche Stützen für ihr Neugeborenes. Während sich das medizinische Fachpersonal mit Brutkästen, Monitoren und anderen medizinischen Geräten beschäftigt, sind die Eltern oft mit einer Fülle von Emotionen konfrontiert: Angst, Hoffnung, Schuldgefühle und der Wunsch, sich nützlich zu fühlen. In diesem Zusammenhang ist es nicht nur für das Baby, sondern auch für die Eltern selbst von Vorteil, wenn sie sich aktiv an der Pflege ihres Kindes beteiligen.

Die Vorteile der elterlichen Beteiligung
Wenn sich die Eltern aktiv an der Pflege beteiligen, zeigen sich mehrere Vorteile:

- **Stärkung der Bindung**: Der Haut-zu-Haut-Kontakt, auch bekannt als "Känguruhen", fördert die Nähe und die Bindung zwischen dem Baby und seinen Eltern. Diese Interaktion fördert die Produktion von Oxytocin, dem Bindungshormon.
- **Entwicklungsförderung**: Die Eltern-Kind-Interaktion kann dazu beitragen, die Temperatur des Babys besser zu regulieren, seine Herzfrequenz zu stabilisieren und sogar ein besseres Wachstum zu fördern.
- **Stressabbau**: Für das Baby kann die beruhigende Gegenwart der Eltern den Stresspegel senken. Auch für die Eltern kann das Gefühl, aktiv und hilfreich zu

sein, dazu beitragen, Ängste und Hilflosigkeit zu verringern.

Einfache, aber wertvolle Gesten

Ernährung: Das Füttern des Babys ist ein intimer Moment der Verbundenheit, egal ob es gestillt oder mit der Flasche gefüttert wird.

Baden: Das Baden eines Frühgeborenen oder eines kranken Neugeborenen kann einschüchternd sein, ist aber eine Fähigkeit, die Eltern mit Unterstützung des medizinischen Teams erlernen können.

Singen und Sprechen: Sprechen, singen oder einfach nur flüstern kann Ihr Baby beruhigen und die Bindung zwischen Eltern und Kind stärken.

Eine Partnerschaft mit dem medizinischen Team

Ausbildung und Erziehung: Krankenpfleger und Ärzte können Eltern in die Grundlagen der Neugeborenenpflege einführen und sie mit der Ausstattung und den Routinen vertraut machen.

Beteiligung an Entscheidungen: Die Einbeziehung der Eltern in den Entscheidungsprozess über die Pflege ihres Kindes stärkt ihre zentrale Rolle im Pflegeteam.

Emotionale Unterstützung: Die Emotionen der Eltern zu erkennen und zu bestätigen, ihnen zuzuhören und ihnen psychologische Unterstützung anzubieten, ist für ihr Wohlbefinden von entscheidender Bedeutung.

Die Beteiligung der Eltern an der Pflege ihres Kindes auf der neonatologischen Station geht über das bloße "Pflegen" hinaus. Sie schmiedet ein Dreieck aus Liebe, Hingabe und Wissenschaft, in dem jedes Mitglied - das Baby, die Eltern und das medizinische Team - eine unersetzliche Rolle spielt, um den bestmöglichen Start in das Leben dieses neuen kleinen Wesens zu gewährleisten.

Ganzheitlicher Ansatz :
das Neugeborene betrachten
in ihrem familiären Umfeld

Der ganzheitliche Ansatz in der Neonatologie beschränkt sich nicht auf die Behandlung von Symptomen oder medizinischen Zuständen des Neugeborenen. Sie berücksichtigt das Kind in seiner Gesamtheit und bezieht sein physisches, emotionales, soziales und sogar spirituelles Umfeld mit ein. In diesem Sinne spielt die Familie eine entscheidende Rolle. Wenn man die Bedeutung dieses familiären Umfelds erkennt und es aktiv in den Pflegeprozess einbezieht, kann ein harmonisches Gleichgewicht zwischen den medizinischen Bedürfnissen des Säuglings und seinem allgemeinen Wohlbefinden geschaffen werden.

Das Kind im Zentrum eines Netzes von Interaktionen
Jedes Neugeborene ist eine einzigartige Einheit, aber es ist auch das Produkt einer Geschichte, einer Kultur und eines Familiennetzwerks. Die Interaktionen mit seinen Bezugspersonen, selbst in einem so zarten Alter, prägen seine Erfahrung der Welt.

> **Emotionale Bindung**: Die ersten Tage und Wochen im Leben eines Babys sind entscheidend für den Aufbau einer emotionalen Bindung zu seinen Eltern. Diese emotionale Bindung dient als Grundlage für die weitere emotionale Entwicklung des Kindes.
> **Kulturelle Vermittlung**: Rituale, Lieder, Geschichten und kulturelle Praktiken, die von der Familie weitergegeben werden, spielen eine entscheidende Rolle bei der Verankerung der Kultur und der Identität des Kindes.

Die lebenswichtige Rolle der Familie
Die Einbeziehung der Familie in den Pflegeprozess geht weit über das bloße Trösten hinaus:

Verständnis für Bedürfnisse: Vor allem Eltern sind oft am besten in der Lage, die subtilen Anzeichen dafür zu erkennen, ob sich ihr Baby wohlfühlt oder nicht.

Kontinuität der Pflege: Zu Hause werden die Familienmitglieder weiterhin die tägliche Pflege des Kindes übernehmen. Daher ist es wichtig, sie vorzubereiten und zu schulen, um einen reibungslosen Übergang zu gewährleisten.

Psychologische Unterstützung: Angehörige können in Zeiten von Stress und Unsicherheit sowohl für das Baby als auch für die anderen Familienmitglieder eine unschätzbare emotionale Unterstützung bieten.

Die Abstimmung mit dem medizinischen Team

Offene Kommunikation: Eine vertrauensvolle Beziehung zwischen dem medizinischen Team und der Familie ist für eine optimale Pflege unerlässlich. Das gegenseitige Verständnis für Sorgen, Hoffnungen und Ängste erleichtert eine angemessene Betreuung.

Bildung und Ausbildung: Durch die Vermittlung der notwendigen Instrumente und Kenntnisse an die Familien wird deren Fähigkeit gestärkt, eine aktive Rolle bei der Betreuung ihrer Kinder zu spielen.

Der ganzheitliche Ansatz in der Neonatologie erkennt an, dass jedes Baby mehr ist als eine Summe medizinischer Symptome, die es zu behandeln gilt. Es ist ein komplexes menschliches Wesen, das in ein reiches Gewebe von Interaktionen und Beziehungen eingebettet ist. Indem man das Neugeborene in den Mittelpunkt einer liebevollen familiären Umgebung stellt, die mit dem medizinischen Team harmoniert, maximiert man seine Chancen auf eine harmonische und erfüllte Entwicklung.

Kapitel 16 :
SICHERHEIT IN DER NEONATOLOGIE

Vermeidung von medizinischen Fehlern und die Sicherheit des Patienten gewährleisten

In der Welt der Medizin, in der alles auf dem Spiel steht, ist die Gewährleistung der Patientensicherheit eine absolute Priorität. In der Neonatologie ist diese Aufgabe noch wichtiger, da die verletzlichen und empfindlichen Patienten höchste Aufmerksamkeit und Präzision erfordern. Die Vermeidung von medizinischen Fehlern beruht nicht nur auf klinischem Know-how, sondern auch auf einer institutionellen Kultur, effektiver Kommunikation und kontinuierlicher Fortbildung.

Jeder Eingriff, jedes verabreichte Medikament und jede Entscheidung, die in der Neonatologie getroffen werden, haben potenziell nachhaltige Auswirkungen auf das Wohlbefinden eines Neugeborenen. In dieser intensiven Atmosphäre kann schon eine kleine Ablenkung zu Fehlern führen. Doch wie kann man sicherstellen, dass jede unternommene Handlung die richtige ist?

Zunächst einmal ist eine sicherheitsorientierte Krankenhauskultur von entscheidender Bedeutung. Die Teams müssen einen proaktiven Ansatz verfolgen, Risiken antizipieren und klare Protokolle einführen. Diese Protokolle müssen regelmäßig überprüft und aktualisiert werden, um die aktuellen Best Practices widerzuspiegeln.

Zweitens spielt die Kommunikation eine entscheidende Rolle. Eine falsche Weitergabe von Informationen - sei es über den Zustand eines Patienten, die Dosierung eines

Medikaments oder ein zu befolgendes Verfahren - kann verheerende Folgen haben. Die Teams müssen daher sicherstellen, dass jede Information klar und präzise ist und von allen Beteiligten bestätigt wird. Moderne Technologien wie elektronische Patientenakten können bei diesem Streben nach Genauigkeit wertvolle Verbündete sein.

Auch die Weiterbildung ist von entscheidender Bedeutung. Die Medizin entwickelt sich schnell weiter, und was vor einigen Jahren noch als beste Praxis galt, ist es heute vielleicht nicht mehr. Die Fachkräfte in der Neonatologie müssen sich daher dem lebenslangen Lernen verschrieben haben und sich mit den neuesten Entwicklungen und Techniken vertraut machen, um die bestmögliche Versorgung zu gewährleisten.

Schließlich ist es von entscheidender Bedeutung, den Menschen hinter dem Fachmann zu betrachten. Müdigkeit, Stress oder Burnout können die Leistung und die Entscheidungsfindung beeinflussen. Sich um die medizinischen Teams zu kümmern, ihnen ausreichende Ruhezeiten zu ermöglichen und ihnen emotionale Unterstützung zu bieten, bedeutet auch, die Sicherheit der Patienten zu gewährleisten.

Die Sicherheit der Kleinsten unter uns zu gewährleisten, ist keine einfache Aufgabe. Es erfordert Hingabe, Gründlichkeit und ein ständiges Hinterfragen. Doch wenn man das Wohl des Neugeborenen stets in den Mittelpunkt stellt, eine Kultur der Exzellenz pflegt und in die Ausbildung und das Wohlbefinden der Fachkräfte investiert, ist es möglich, Fehler zu minimieren und jedem Kind den sichersten Start ins Leben zu ermöglichen.

Die Bedeutung der Meldung und der Sicherheitskultur

In der weiten Welt der Medizin, in der jeder Handgriff das Leben eines Patienten beeinflussen kann, kommt der Sicherheitskultur eine entscheidende Bedeutung zu. Diese Kultur lässt sich nicht von heute auf morgen aufbauen, sondern beruht auf einem grundlegenden Pfeiler: der Meldung von Missständen. Auf diesem Weg gelingt es Gesundheitseinrichtungen, Risiken zu erkennen, aus Fehlern zu lernen und letztlich eine sicherere Versorgung zu bieten.

Der Akt des Meldens ist keineswegs ein Eingeständnis von Schwäche, sondern ein mutiger und unverzichtbarer Schritt. In einer idealen Welt gäbe es keine medizinischen Fehler. Die Realität ist jedoch komplexer. Die medizinische Versorgung ist Teil einer Kette von Handlungen und Entscheidungen, an der zahlreiche Akteure beteiligt sind. Fehler können in jedem Glied dieser Kette auftreten. Die Meldung von Fehlern ermöglicht es, diese Mängel aufzudecken, nicht um zu bestrafen, sondern um zu verstehen und zu korrigieren.

Eine Schule mit einer starken Sicherheitskultur wird das Melden von Missständen aktiv fördern. Die Teams sehen darin eher eine Lernchance als eine Bedrohung. Jeder gemeldete Vorfall ist eine Chance zur Verbesserung, ein Alarmsignal, das dazu auffordert, Protokolle zu überdenken, die Ausbildung zu verstärken oder neue Instrumente einzuführen. Ohne dieses Feedback könnten dieselben Fehler auf unbestimmte Zeit wiederholt werden, was Patienten gefährden und das Vertrauen der Öffentlichkeit in das Gesundheitssystem untergraben würde.

Darüber hinaus speist die Meldung eine wertvolle Datenbank, die zu einer breiteren Sicht auf Trends, aufkommende Risiken und Bereiche, die besondere Aufmerksamkeit erfordern, beiträgt. Diese makroskopische Perspektive ermöglicht es, die Gesundheitspolitik zu lenken, Ressourcen effizienter zuzuweisen und zukünftige Herausforderungen zu antizipieren.

Damit diese Kultur gedeiht, muss jedoch ein Umfeld geschaffen werden, in dem sich die Mitarbeiter sicher fühlen, wenn sie etwas melden, ohne negative Auswirkungen befürchten zu müssen. Dies erfordert eine engagierte Führung, klare und zugängliche Meldemechanismen sowie Garantien, dass keine Vergeltungsmaßnahmen ergriffen werden.

Schließlich bietet die Sicherheitskultur, die durch eine systematische Meldepraxis gestärkt wird, eine menschlichere Sicht auf die Medizin. Sie erkennt an, dass Angehörige der Gesundheitsberufe, so engagiert und kompetent sie auch sein mögen, nur Menschen sind und daher anfällig für Fehler. Anstatt diese Fehler zu stigmatisieren, versucht sie, aus ihnen zu lernen, damit jeder Patient von einer immer sichereren, effizienteren und fürsorglicheren Versorgung profitieren kann.

Präventive Maßnahmen und Protokolle vorhanden

Im Herzen der Neonatologie, wo die Patienten zu den verletzlichsten gehören, sind vorbeugende Maßnahmen und strenge Protokolle von entscheidender Bedeutung, um ihre Sicherheit und ihr Wohlbefinden zu gewährleisten. Diese Protokolle sollen sowohl als Leitplanken gegen potenzielle Fehler als auch als Leitfaden für eine optimale Pflege dienen.

Weiterbildung: Die Medizin entwickelt sich ständig weiter. Das Pflegepersonal in der Neonatologie muss daher regelmäßig geschult werden, um sich über die neuesten Entwicklungen und bewährten Verfahren auf dem Laufenden zu halten. Simulationen, Workshops und Konferenzen werden organisiert, um einen ständigen Kompetenzzuwachs zu gewährleisten.

Checklisten und Gegenkontrollen : Um keine entscheidenden Schritte zu vergessen, werden vor allem bei komplexen Verfahren Checklisten verwendet. Diese Checklisten fördern die Konsistenz und schränken Auslassungsfehler ein.

Desinfektionsprotokolle: Neugeborene haben ein noch unreifes Immunsystem. Strenge Sterilisations- und Desinfektionsprotokolle sind daher entscheidend für die Vermeidung nosokomialer Infektionen.

Identifizierung des Patienten: Es werden Maßnahmen ergriffen, um sicherzustellen, dass jedes Baby korrekt identifiziert wird, mit Identifikationsarmbändern und Mutter-Kind-Zwillingssystemen, wodurch das Risiko von Fehlern minimiert wird.

Medikamente und Infusionen : Die Protokolle stellen sicher, dass nicht nur die richtigen Medikamente, sondern auch die richtige Dosis verabreicht wird. Das Vier-Augen-Prinzip, bei dem zwei Fachkräfte unabhängig voneinander prüfen, ist üblich.

Säuglingsernährung: Es gibt genaue Richtlinien für die Zubereitung und Verabreichung von Muttermilch oder Säuglingsanfangsnahrung, die regelmäßig überprüft werden, um das Risiko einer Kontamination zu vermeiden.

Sicherheit der Geräte : Geräte wie Inkubatoren, Ventilatoren oder Herzmonitore werden regelmäßig überprüft und gewartet, um sicherzustellen, dass sie einwandfrei funktionieren.

Verlegungsprotokoll: Die Verlegung eines Neugeborenen, sei es innerhalb des Krankenhauses oder in eine andere Einrichtung, ist von zahlreichen Vorsichtsmaßnahmen umgeben, um die Sicherheit des Neugeborenen während der Fahrt zu gewährleisten.

Emotionale Unterstützung: Die Betreuung beschränkt sich nicht auf die physische Dimension. Es gibt auch Protokolle zur emotionalen Unterstützung für Eltern, die mit der Notlage konfrontiert sind, ihr Kind auf der Neonatologie-Station zu sehen.

Morbiditäts- und Mortalitätsreviews: Diese regelmäßigen Treffen ermöglichen es dem Team, komplexe Fälle, Komplikationen oder aufgetretene Todesfälle zu besprechen, um eine kontinuierliche Verbesserung zu erreichen.

Die Neonatologie ist sich ihrer Verantwortung bewusst und stützt sich auf eine Vielzahl von Protokollen, um das höchstmögliche Pflegeniveau zu gewährleisten. Diese vorbeugenden Maßnahmen erfordern zwar eine ständige Wachsamkeit, bilden aber das Fundament, auf dem das Vertrauen der Familien und der Ruf der Neonatologie als hervorragende Einrichtung beruhen.

Kapitel 17 :
SIMULATION UND PRAKTISCHE AUSBILDUNG

Die Bedeutung von Bildung durch Simulation in der Neonatologie

Im sensiblen Bereich der Neonatologie zählt jeder Handgriff, jede Sekunde kann entscheidend sein, und die Fähigkeit, schnell und effizient zu handeln, ist eine wesentliche Voraussetzung. Das Simulationstraining hat die Art und Weise, wie sich Gesundheitsfachkräfte auf die Bewältigung komplexer Situationen in der Neonatologie vorbereiten, revolutioniert.

Lernen in einer sicheren Umgebung: Die Simulation bietet einen Raum, in dem Fehler keine realen Konsequenzen nach sich ziehen, sodass die Lernenden ohne Risiko üben können. Sie ist ein Übungsfeld, auf dem sich Fachkräfte mit seltenen oder kritischen Situationen vertraut machen können, ohne das Leben eines Patienten zu gefährden.

Nachbildung realer Szenarien: Mithilfe hochentwickelter Puppen und hochtechnisierter Simulationsumgebungen lassen sich klinische Szenarien von Atemnot bis hin zur Wiederbelebung von Neugeborenen naturgetreu nachbilden. Dies bietet eine immersive Erfahrung, die von anderen Lehrmethoden nur schwer zu erreichen ist.

Stärkung der technischen Fertigkeiten: Die Simulation ermöglicht es, die technischen Fertigkeiten zu verfeinern, sei es die Intubation eines Frühgeborenen, das Legen eines venösen Zugangs oder die korrekte Verwendung einer Ausrüstung.

Entwicklung nicht-technischer Fähigkeiten: Über die rein technischen Fähigkeiten hinaus legt die Simulation den Schwerpunkt auf ebenso lebenswichtige Fähigkeiten wie Kommunikation, Teamarbeit, Entscheidungsfindung oder Stressbewältigung.

Bewertung und Feedback: Nach jeder Simulation ist eine Debriefing-Phase von entscheidender Bedeutung. In ihr wird besprochen, was gut gelaufen ist, wo es Verbesserungsmöglichkeiten gibt und was man daraus lernen kann. Dieses direkte Feedback ist von unschätzbarem Wert für das Lernen und die Festigung der Fähigkeiten.

Vorbereitung auf seltene Situationen: Einige Komplikationen in der Neonatologie sind selten, aber wenn sie auftreten, erfordern sie schnelles und kompetentes Handeln. Mithilfe von Simulationen kann man sich auf diese Eventualitäten vorbereiten, auch wenn sie in der realen Praxis nie vorkommen.

Förderung einer Sicherheitskultur: Durch das Nachspielen von Szenarien, die häufige Fehler beinhalten, hilft die Simulation, das Bewusstsein der Fachkräfte für potenzielle Fallstricke zu schärfen und fördert so eine proaktive Sicherheitskultur.

Interdisziplinarität: An den Simulationssitzungen können verschiedene Berufsgruppen teilnehmen, von Ärzten über Krankenpfleger bis hin zu Physiotherapeuten, wodurch ein besseres Verständnis der jeweiligen Rollen gefördert und der Teamgeist gestärkt wird.

Regelmäßige Aktualisierung: Da sich die Medizin weiterentwickelt, können die Simulationsszenarien angepasst werden, um Änderungen in den Praktiken, Richtlinien oder Empfehlungen widerzuspiegeln.

Das Simulationstraining in der Neonatologie ist mehr als nur ein Lehrmittel: Es ist ein zentraler Pfeiler der modernen

Ausbildung und gewährleistet, dass die Fachkräfte bereit sind, neonatalen Patienten und ihren Familien eine Pflege von höchster Qualität zu bieten. In einem Fachgebiet, in dem die Fehlermargen gering sind, ist diese Vorbereitung von unschätzbarem Wert.

Häufige Szenarien und wie sie bereiten auf die klinische Realität vor

Bei der Simulation in der Neonatologie werden sorgfältig ausgearbeitete Szenarien verwendet, um gängige klinische Situationen zu imitieren. Diese Szenarien spielen eine lebenswichtige Rolle bei der Vorbereitung von Gesundheitsfachkräften auf die Realität vor Ort. Hier sind einige gängige Beispiele und wie sie die klinische Realität schulen :

- Atemnot bei der Geburt :
  - **Szenario:** Ein Neugeborenes zeigt unmittelbar nach der Entbindung Anzeichen von Atemnot.
  - **Lernen:** Dieses Szenario bereitet das Personal darauf vor, Symptome schnell zu erkennen, eine Maskenbeatmung einzuleiten und bei Bedarf sogar eine Intubation vorzunehmen. Es betont die effektive Kommunikation zwischen den Teammitgliedern und die Bedeutung einer schnellen Stabilisierung.
- Neonatale Reanimation :
  - **Szenario:** Ein Neugeborenes atmet nicht und hat nach der Geburt keinen nachweisbaren Herzrhythmus.
  - **Lernen:** Diese Übung vermittelt die Schritte der kardiopulmonalen Reanimation bei Neugeborenen, die Koordination der Teams

und den angemessenen Einsatz von Medikamenten und Materialien.

Einführen eines Nabelvenenkatheters :

Szenario: Ein Frühgeborenes benötigt dringend eine Medikamentengabe und einen intravenösen Zugang.

Lernen: Die Teilnehmer lernen, wie man einen Nabelvenenkatheter richtig einführt, eine heikle, aber wichtige Fähigkeit in der Neonatologie.

Verdacht auf Meningitis-Blutung :

Szenario: Ein Neugeborenes weist neurologische Symptome auf und muss sich einer Lumbalpunktion unterziehen.

Lernen: Das Pflegepersonal übt die Durchführung dieses technischen Verfahrens unter ruhigen und sicheren Bedingungen und geht dabei mit den Ängsten der Eltern um.

Übermittlung schlechter Nachrichten :

Szenario: Die Eltern müssen über eine schwerwiegende Anomalie oder Komplikation bei ihrem Kind informiert werden.

Lernen: Dieses Szenario, das oft mit Schauspielern in der Rolle der Eltern gespielt wird, vermittelt Fähigkeiten zur empathischen und klaren Kommunikation.

Verlegung eines kritischen Patienten :

Szenario: Ein Neugeborenes muss dringend auf eine Spezialstation verlegt werden.

Lernen: Das Personal lernt, den Säugling zu stabilisieren und auf den Transport vorzubereiten, während es gleichzeitig effektiv mit den Transportteams und den Aufnahmeeinheiten kommuniziert.

Umgang mit einem Ausbruch in der Einheit :

Szenario: Mehrere Neugeborene entwickeln eine nosokomiale Infektion.

Lernen: Die Betreuer üben, die Quelle zu identifizieren, Isolationsmaßnahmen einzuleiten und mit den Eltern und anderen Diensten zu kommunizieren.

Diese und andere Szenarien versetzen die Fachkräfte in Situationen, denen sie in ihrer beruflichen Laufbahn wahrscheinlich begegnen werden. Indem sie diese in einer kontrollierten Umgebung durchleben, gewinnen sie an Selbstvertrauen und Kompetenz, sodass sie bereit sind, der klinischen Realität mit Selbstvertrauen und Fachwissen zu begegnen.

Feedback, Debriefing und kontinuierliche Verbesserung

Die Welt der Neonatologie ist komplex, heikel und in ständigem Wandel begriffen. Jede Intervention, jede Handlung und jede Entscheidung kann immense Auswirkungen haben. In diesem Zusammenhang ist eine Kultur des Feedbacks, der Nachbesprechung und der kontinuierlichen Verbesserung von größter Bedeutung. Sie ist der Weg zu Spitzenleistungen und stellt sicher, dass Babys die bestmögliche Pflege erhalten.

Die Bedeutung von Feedback :

Instantaneität: Ein sofortiges Feedback nach einem Verfahren oder einer Interaktion kann dazu beitragen, bewährte Verfahren zu stärken oder einen Fehler schnell zu korrigieren. In der Neonatologie, in der jede Sekunde zählt, ist diese Schnelligkeit von entscheidender Bedeutung.

Konstruktivität: Ein gutes Feedback zielt nicht darauf ab, zu kritisieren, sondern aufzubauen. Es geht darum, Beobachtungen, Vorschläge und Ermutigungen zu teilen, um jedem Teammitglied zu helfen, sich zu verbessern.

Die Macht des Debriefings :

Kollektive Reflexion: Nach einer kritischen Situation gibt eine Nachbesprechung dem Team die Möglichkeit, zusammenzukommen, die Ereignisse zu besprechen, zu verstehen, was gut gelaufen ist, und Bereiche für Verbesserungen zu identifizieren.

Emotionales Lernen: In der Neonatologie können die Emotionen intensiv sein. Die Nachbesprechung bietet einen Raum, um diese Emotionen zu verarbeiten, und bietet Unterstützung und Verständnis.

Verpflichtung zur kontinuierlichen Verbesserung :

Aktualisierung der Kompetenzen: Die Medizin entwickelt sich ständig weiter. Es ist unerlässlich, dass sich Fachkräfte über die neuesten Forschungen, Techniken und Empfehlungen auf dem Laufenden halten.

Anpassung von Protokollen: Anhand von Rückmeldungen können Protokolle angepasst werden, um eine sicherere und effizientere Pflege zu gewährleisten.

Einbettung von Technologien : Mit dem Aufkommen neuer Technologien ist es von entscheidender Bedeutung, sich anzupassen, um ihr Potenzial zum Nutzen der Patienten zu maximieren.

Sicherheitskultur :

Melden von Vorfällen : Anstatt Fehler zu bestrafen, geht es darum, sie als Lernmöglichkeiten zu sehen. Wenn sie frühzeitig gemeldet werden, können diese Fehler zu wichtigen Verbesserungen führen.

Transparenz: Eine Kultur, in der sich jedes Mitglied sicher fühlt, seine Bedenken, Zweifel und Fehler mitzuteilen, ist für eine ständige Verbesserung unerlässlich.

Die Neonatologie ist ein Bereich, in dem die Fehlerquote minimal ist und in dem Spitzenleistungen erwartet werden. Feedback, Nachbesprechung und kontinuierliche Verbesserung sind nicht einfach "Ergänzungen" der Praxis - sie sind das Herzstück einer qualitativ hochwertigen Betreuung. Jedes Teammitglied, vom Krankenpfleger bis zum Kinderarzt, hat die kollektive Verantwortung, diese Prinzipien zu übernehmen, um sicherzustellen, dass jedes Baby die beste Chance auf einen gesunden Start ins Leben hat.

Kapitel 18 :
DIE AUSGABE DER EINHEIT DER NEONATOLOGIE UND DER BETREUUNG

Vorbereitung auf die Entlassung : Bewertung und Erziehung der Eltern

Wenn sich die Vitalzeichen eines Neugeborenen stabilisieren und sein Gesundheitszustand sich positiv entwickelt, steht die Aussicht, es nach Hause zu bringen, am Horizont. Dieser Schritt wird von vielen Eltern mit Ungeduld erwartet, ist aber auch mit Ängsten verbunden. Der Krankenpfleger für Neonatologie spielt bei diesem Übergang eine entscheidende Rolle, um sicherzustellen, dass die Entlassung aus dem Krankenhaus reibungslos verläuft. Die Vorbereitung auf diese Phase ist zweifach: Sie betrifft sowohl die medizinische Beurteilung des Kindes als auch die Erziehung der Eltern.

Beurteilung des Neugeborenen :

Klinische Stabilität: Zunächst einmal ist es von grundlegender Bedeutung, sicherzustellen, dass das Neugeborene stabil genug ist, um die kontrollierte Umgebung der Neonatologie zu verlassen. Dies geschieht durch die regelmäßige Überprüfung der Vitalzeichen, die Fähigkeit, die Körpertemperatur zu halten, und die regelmäßige Gewichtszunahme.

Abschließende Untersuchungen: Screeningtests wie der Guthrie-Test werden durchgeführt, um mögliche Stoffwechsel- oder genetische Anomalien zu erkennen.

Impfungen: Je nach Alter und Dauer des Krankenhausaufenthalts können vor der

Entlassung bestimmte Impfungen erforderlich sein.

Elternbildung :

Grundpflege: Obwohl manche Eltern bereits Kinder haben, ist die spezifische Pflege eines Frühgeborenen oder eines Neugeborenen, das einen Aufenthalt in der Neonatologie erforderlich gemacht hat, von entscheidender Bedeutung. Sie müssen in den grundlegenden Handgriffen wie Baden, Windeln wechseln oder Temperatur messen geschult werden.

Ernährung: Die Eltern sollten sich mit der gewählten Ernährungsmethode wohlfühlen, sei es Stillen, Flaschenernährung oder in manchen Fällen enterale Ernährung.

Warnzeichen: Es ist lebenswichtig, die Anzeichen einer Notlage bei ihrem Kind zu erkennen. Eltern müssen wissen, wann sie einen Arzt aufsuchen sollten, und dürfen im Zweifelsfall nicht zögern.

Arzttermine: Die Nachsorge nach dem Krankenhausaufenthalt ist von entscheidender Bedeutung, insbesondere die Besuche beim Kinderarzt, bei Physiotherapeuten oder bei Fachärzten, falls erforderlich.

Emotionale Unterstützung :

Teilen der Gefühle : Die Abreise aus dem Krankenhaus ist eine Mischung aus Aufregung und Sorge. Der Krankenpfleger ist da, um die Eltern zu beruhigen, ihnen zuzuhören und sie bei diesem neuen Schritt zu begleiten.

Externe Ressourcen: Den Eltern Vereine, Selbsthilfegruppen oder spezialisierte Fachkräfte bekannt zu machen, die sie in den kommenden Wochen und Monaten begleiten können, ist von entscheidender Bedeutung.

Die Entlassungsvorbereitung ist eine grundlegende Etappe, die eine echte Brücke zwischen der sicheren Umgebung des Krankenhauses und dem Kokon der Familie darstellt. Mit einer sorgfältigen Vorbereitung, wohlwollender Unterstützung und offener Kommunikation kann der Krankenpfleger/die Krankenpflegerin für Neonatologie einen ruhigen und beruhigenden Übergang für die Eltern und ihr Kind gewährleisten.

Die Rolle des Krankenpflegers in der postneonatalen Betreuung

Der Übergang von der Neonatologie ins häusliche Umfeld ist ein markanter Meilenstein im Gesundheitsweg eines Neugeborenen. Während des Krankenhausaufenthalts spielt der Krankenpfleger in der Neonatologie eine wichtige Rolle, doch sein Einfluss endet nicht an der Tür des Krankenhauses. Die postneonatale Betreuung ist von größter Bedeutung, da sie die Kontinuität der Pflege sicherstellt und die Sicherheit und das Wohlbefinden des Säuglings gewährleistet.

Hausbesuche :
Bei einigen Neugeborenen können Hausbesuche vereinbart werden, bei denen der Krankenpfleger die Umgebung, in der sich das Kind bewegt, beurteilt, überprüft, ob die medizinischen Empfehlungen befolgt werden, und die Eltern unterstützt.

Nachfolgekliniken :
Viele neonatologische Abteilungen bieten postneonatale Kliniken an. Der Krankenpfleger spielt dort eine Schlüsselrolle, indem er das Wachstum und die Entwicklung des Neugeborenen beurteilt, Impfungen verabreicht und sich vergewissert, dass alles in Ordnung ist.

Weiterbildung :

Neben der medizinischen Versorgung ist der Krankenpfleger auch ein Erzieher für die Eltern. Der Krankenpfleger gibt Ratschläge und Empfehlungen zu Ernährung, Schlaf und den sich verändernden Bedürfnissen des Kindes, damit es diese neue Phase gut meistern kann.

Überweisung an andere Spezialisten :

Wenn der Säugling besondere Bedürfnisse hat, ist der Krankenpfleger oft die erste Anlaufstelle, um die Eltern an andere Fachkräfte wie Physiotherapeuten, Logopäden oder Ernährungswissenschaftler zu verweisen.

Psychologische Unterstützung :

Der Übergang vom Krankenhaus nach Hause kann für die Eltern emotional belastend sein. Der Krankenpfleger ist da, um zuzuhören, zu beruhigen und bei Bedarf geeignete Ressourcen vorzuschlagen.

Koordination mit dem Kinderarzt :

Krankenpfleger/innen arbeiten eng mit dem Kinderarzt des Neugeborenen zusammen und stellen sicher, dass die medizinische Betreuung einheitlich ist und den besonderen Bedürfnissen des Kindes entspricht.

Teilnahme an der Forschung :

Viele Krankenpfleger/innen in der Neonatologie nehmen an Längsschnittstudien teil und beobachten die von ihnen betreuten Neugeborenen, um deren Gesundheitsentwicklung zu verstehen und zu neuen Erkenntnissen beizutragen.

Die postnatale Betreuung durch den Krankenpfleger ist von entscheidender Bedeutung, um eine ganzheitliche Betreuung des Neugeborenen zu gewährleisten. Durch ihre Anwesenheit, ihr Fachwissen und ihre Hingabe bietet die Krankenpflegerin/der Krankenpfleger den Eltern eine unschätzbare Sicherheit und spielt eine entscheidende Rolle für die Gesundheit und Entwicklung des Kindes.

Der Übergang zur pädiatrischen Versorgung

Die Welt der Neonatologie ist einzigartig und spezialisiert. Doch wie in einer Metapher, in der sich die Knospe in eine Blume verwandelt, kommt der Zeitpunkt, an dem das Neugeborene diesen schützenden Kokon verlässt und in das Kontinuum der pädiatrischen Versorgung aufgenommen wird. Dieser Übergang ist von entscheidender Bedeutung, um die Kontinuität der Pflege zu gewährleisten und die Familien in dieser neuen Phase des Lebens ihres Kindes zu unterstützen.

Ersteinschätzung :

Sobald das Baby die Neonatologieabteilung verlassen kann, wird eine umfassende Beurteilung durchgeführt, um sich von seinem Gesundheitszustand zu überzeugen und den potenziellen Bedarf an pädiatrischer Versorgung zu ermitteln.

Vorbereitung der Eltern :

Die Aussicht, die beruhigende Welt der Neonatologie zu verlassen, kann für viele Eltern beängstigend sein. Die Ärzteteams legen großen Wert auf Aufklärung und bereiten die Eltern auf das vor, was sie erwartet - von regelmäßigen Terminen beim Kinderarzt über Impfungen bis hin zur Entwicklung und dem Wachstum des Kindes.

Planung des Transfers :

In Zusammenarbeit mit den Kinderärzten wird ein Pflegeplan erstellt, der sicherstellt, dass alle relevanten Informationen ausgetauscht werden und die nächsten notwendigen Termine und Nachuntersuchungen geplant werden.

Anfängliche enge Betreuung :

In den ersten Wochen nach der Entlassung aus der Neonatologie werden die Babys häufig vom Kinderarzt engmaschig überwacht, um sicherzustellen, dass der Übergang reibungslos verläuft und sie weiter wachsen und sich richtig entwickeln.

Einbindung von Spezialisten :

Bei einigen Kindern mit besonderen Bedürfnissen könnten weitere Spezialisten in die Betreuung einbezogen werden, z. B. Kardiologen, Neurologen oder Logopäden.

Emotionale Unterstützung :

Während sich die Eltern auf diese neue Phase einstellen, ist es entscheidend, ihnen emotionale Unterstützung anzubieten. Selbsthilfegruppen, Beratungen durch Psychologen oder andere Ressourcen können angeboten werden, um ihnen bei diesem Übergang zu helfen.

Weiterbildung :

Das Wachstum und die Entwicklung eines Kindes hören nach der Neonatologie nicht auf. Die Eltern erhalten auch weiterhin Informationen über Ernährung, Schlaf, Entwicklungsmeilensteine und viele andere relevante Themen, wenn ihr Kind wächst.

Der Übergang in die pädiatrische Versorgung ist ein grundlegender Schritt in der medizinischen Laufbahn eines jeden Kindes. Mit der richtigen Unterstützung, einer offenen Kommunikation und einer sorgfältigen Planung kann dieser Übergang für das Kind und seine Familie so sanft und reibungslos wie möglich gestaltet werden.

Kapitel 19 :
NEURODEVELOPMENT
IN DER NEONATOLOGIE

Grundlagen der Neurodevelopment
des Frühgeborenen

Eine Frühgeburt stellt eine besondere Herausforderung in Bezug auf die neurologische Entwicklung dar. Das Gehirn eines Frühgeborenen ist sowohl verletzlich als auch plastisch, was bedeutet, dass es von seiner Umgebung zum Guten oder zum Schlechten beeinflusst werden kann. Um die Feinheiten der Neurodevelopment von Frühgeborenen zu verstehen, sollten wir in diese faszinierende Reise des Wachstums und der Anpassung eintauchen.

Embryonalstadium: Die Grundlage von allem
Bereits vor der Geburt ist das fetale Gehirn aktiv und strukturiert die Grundlagen dessen, was später zum neurologischen Netzwerk des Kindes wird. Neuronen bilden sich, wandern und stellen die ersten Verbindungen her. Diese Zeit ist entscheidend und eine Frühgeburt unterbricht diesen Prozess und verlagert ihn aus der Gebärmutter in die Außenwelt.

Anfälligkeit des frühgeborenen Gehirns :
Aufgrund seiner unvollständigen Reifung ist das Gehirn von Frühgeborenen besonders anfällig für Angriffe, seien sie physischer Art wie eine Verletzung oder chemischer Art wie ein Sauerstoffungleichgewicht. Diese Herausforderungen können sich auf die

kognitive, motorische und sensorische Entwicklung auswirken.

Hirnplastizität: ein zweischneidiges Schwert

Plastizität bezieht sich auf die Fähigkeit des Gehirns, sich als Reaktion auf seine Umwelt umzugestalten. Dies ist eine erstaunliche Fähigkeit, besonders bei Frühgeborenen. Sie kann zu einer bemerkenswerten Erholung nach einer Verletzung führen, bedeutet aber auch, dass negative Erfahrungen dauerhafte Folgen haben können.

Gezielte Interventionen :

Die Pflege in der Neonatologie versucht, Stress zu minimieren und eine Umgebung zu fördern, die der Gehirnentwicklung förderlich ist. Dies kann durch Methoden wie Haut-zu-Haut, kontrollierte Sinnesstimulation oder den Einsatz von Musik geschehen.

Längsschnittverfolgung :

Bei Frühgeborenen endet die Überwachung ihrer neurologischen Entwicklung nicht mit der Entlassung aus dem Krankenhaus. Regelmäßige Beurteilungen ermöglichen es, mögliche Verzögerungen oder Defizite zu erkennen und frühzeitig einzugreifen.

Rolle von Eltern und Betreuern :

Ihre Rolle ist entscheidend, um die optimale neurologische Entwicklung des Frühgeborenen zu unterstützen. Verständnis, Geduld und das Engagement für angemessene Interventionen können einen großen Unterschied machen.

Forschung und Hoffnung :

Die Forschung im Bereich der Neurodevelopment bei Frühgeborenen macht große Fortschritte und bietet Hoffnung auf bessere Interventionen und noch positivere Ergebnisse in der Zukunft.

Die Neurodevelopment von Frühgeborenen ist eine komplexe Reise, die mit Hindernissen, aber auch mit Resilienz und Potenzial gepflastert ist. Mit medizinischen Fortschritten, dem tiefen Verständnis von Fachkräften und der unschätzbaren Unterstützung der Familien haben diese kleinen Krieger alle Chancen, ihr volles Potenzial zu entfalten.

Auswirkungen von Pflege und Umwelt auf das sich entwickelnde Gehirn

Die Entwicklung des Gehirns eines Neugeborenen ist ein komplexer und dynamischer Prozess, insbesondere bei zu früh geborenen Babys. Jede Erfahrung, jeder Stimulus und jeder Mangel kann einen Abdruck in diesem reifenden Gehirn hinterlassen. Die Auswirkungen der Pflege und der Umwelt zu verstehen, ist von entscheidender Bedeutung, um die neurologische Entwicklung eines Säuglings zu optimieren.

Die sensorische Umgebung :
Neonatologische Stationen können trotz ihrer lebenswichtigen Rolle laute und helle Orte sein. Das Gehirn von Neugeborenen, insbesondere von Frühgeborenen, reagiert empfindlich auf diese Reizüberflutung. Eine ruhige Umgebung, gedämpftes Licht und eine begrenzte Exposition gegenüber lauten Geräuschen können eine gesunde Gehirnentwicklung fördern.
Positive Erfahrungen :
Interventionen wie Haut-zu-Haut-Kontakt, die beruhigende Stimme der Eltern und sanfte Berührungen tragen dazu bei, die neuronalen Verbindungen zu stärken. Diese positiven

133

Stimulationen können sogar die Auswirkungen von stressigen Erfahrungen abschwächen.

Stress und Schmerzen :

Medizinische Eingriffe, auch wenn sie notwendig sind, können bei Neugeborenen Stress oder Schmerzen verursachen. Wiederholte Stressbelastungen können die Art und Weise, wie das Gehirn Stress verarbeitet, langfristig beeinflussen.

Ernährung :

Das Gehirn braucht die richtige Ernährung, um sich richtig entwickeln zu können. Eine optimale Versorgung mit Nährstoffen, insbesondere mit Omega-3-Fettsäuren, ist für die Myelinisierung der Neuronen und die Bildung von Synapsen von entscheidender Bedeutung.

Soziale Interaktion :

Die ersten Interaktionen des Babys mit seinen Betreuern und Eltern spielen eine entscheidende Rolle für die Entwicklung seiner sozialen und emotionalen Kompetenzen. Ständige emotionale Unterstützung, bedarfsgerechte Reaktionen und interaktive Stimulation sind entscheidend.

Anreicherung der Umgebung :

Eine Umgebung, die reich an geeigneten Stimulationen ist, kann die Gehirnentwicklung beschleunigen. Dazu gehören geeignetes Spielzeug, Musik und sogar das Vorlesen.

Sicherheit und Bindung :

Das Gefühl der Sicherheit, das durch eine starke Bindung an die Elternfiguren gestärkt wird, hat einen tiefgreifenden positiven Einfluss auf die Gehirnentwicklung. Es fördert das emotionale, kognitive und soziale Wachstum.

Die Auswirkungen von Medikamenten :
Einige Medikamente, die in der Neonatologie verabreicht werden, können Auswirkungen auf das sich entwickelnde Gehirn haben. Daher ist es wichtig, Neugeborene, die Medikamente einnehmen, genau zu überwachen.

Bedeutung des Schlafs :
Der Schlaf spielt eine grundlegende Rolle bei der Festigung des Gedächtnisses und der Reifung des Gehirns. Die Gewährleistung regelmäßiger und ungestörter Schlafzyklen ist daher von entscheidender Bedeutung.

Die ersten Tage, Wochen und Monate im Leben eines Babys sind kritisch für seine neurologische Entwicklung. Jede Intervention, jede Wahl der Umgebung und jede Interaktion spielt eine Rolle bei der Gestaltung seiner neurologischen Zukunft. Wenn Pfleger und Eltern diese Nuancen verstehen und respektieren, können sie die bestmögliche Grundlage für das Wachstum und die Entfaltung dieses jungen Lebens bieten.

Strategien zur Unterstützung eine optimale neurale Entwicklung

Das Gehirn eines Neugeborenen ist ein sich ständig weiterentwickelndes Wunderwerk, vergleichbar mit einer leeren Leinwand, die mit jeder neuen Erfahrung allmählich bunter wird. Die Grundlagen des Gehirns werden zwar größtenteils durch die Genetik bestimmt, doch die Umwelt, die Pflege und die frühen Interaktionen sind die eigentlichen Faktoren, die das Gehirn prägen. Um die neuronale Entwicklung zu optimieren, können verschiedene Strategien angewandt werden:

Angepasste sensorische Stimulation :
Wird das Neugeborene verschiedenen, aber nicht überfordernden Reizen ausgesetzt, wie weichen Texturen, beruhigender Musik oder mütterlichen Gerüchen, kann dies die neuronalen Verbindungen stärken.

Haut-zu-Haut-Kontakt :
Diese Praxis, die auch als "Känguru-Methode" bekannt ist, regt nicht nur die Produktion des Bindungshormons Oxytocin an, sondern fördert auch die kognitive und emotionale Entwicklung.

Sprachinteraktion :
Mit dem Baby zu sprechen, zu singen oder einfach nur zu flüstern, regt seine auditive Entwicklung an und stärkt die emotionale Bindung.

Optimale Ernährung :
Eine angemessene Nährstoffzufuhr, die reich an essentiellen Fettsäuren, Proteinen und Mikronährstoffen ist, ist entscheidend für die Gehirnentwicklung.

Stabile Umgebung :
Eine vorhersehbare und beruhigende Umgebung, in der das Baby Sicherheit und Geborgenheit empfindet, ist für eine ungestörte neuronale Entwicklung förderlich.

Visuelle Stimulation :
Bewegliche Objekte, Kontraste und Farben können helfen, das Sehvermögen des Babys zu entwickeln, wobei allerdings eine übermäßige Stimulation vermieden werden sollte.

Stressbegrenzung :
Eine friedliche Umgebung, beruhigende Routinen und sanfte medizinische Eingriffe können helfen, den Spiegel des Stresshormons Cortisol bei Neugeborenen zu senken.

Spielen und Erkunden :
Wenn das Baby wächst, trägt es zur Plastizität des Gehirns bei, wenn man ihm altersgemäßes Spielzeug

anbietet und es ermutigt, seine Umgebung zu erkunden.

Lesen :

Auch wenn das Baby die Wörter nicht versteht, regt das Hören von Geschichten und das Betrachten von Bildern seine Fantasie und Neugier an.

Emotionale Bindung :

Warme, liebevolle und fürsorgliche Interaktionen stärken nicht nur die Eltern-Kind-Bindung, sondern fördern auch die emotionale und soziale Entwicklung des Babys.

Angemessene körperliche Übungen :

Aktivitäten wie das Bewegen der Arme und Beine des Babys oder "Babygymnastik"-Einheiten können die Koordination und die motorische Entwicklung stärken.

Kognitive Stimulation :

Einfache Spiele zu spielen, kleine Probleme zu lösen und mit der Umwelt zu interagieren, hilft, das Denken und das Gedächtnis zu stimulieren.

Durch eine Kombination aus liebevoller Pflege und angemessener Stimulation können wir helfen, die neuronale Landschaft des Babys zu formen und so die Grundlage für eine erfüllende kognitive, emotionale und soziale Zukunft zu legen.

Kapitel 20 :
PALLIATIVMEDIZINISCHE BETREUUNG IN DER NEONATOLOGIE

Wann und warum sie gebraucht werden

Die Palliativpflege in der Neonatologie bezieht sich auf die umfassende Betreuung von Neugeborenen mit lebensbegrenzenden Erkrankungen oder Zuständen, die mit einem längeren Leben unvereinbar sind. Dabei handelt es sich nicht nur um eine Versorgung am Lebensende, sondern um einen Ansatz, der die Lebensqualität des Neugeborenen und seiner Familie verbessern soll.

Wenn sie benötigt werden :

- **Schwere Geburtsfehler:** Einige Babys werden mit Anomalien geboren, die nicht operativ korrigiert werden können oder die zu großem Leid oder geringer Lebensqualität führen würden.
- **Schwere neurologische Erkrankungen:** Schwere Hirnschädigungen, Chromosomenanomalien oder Stoffwechselerkrankungen können die Lebenszeit und -qualität des Neugeborenen einschränken.
- **Multisystemische Organfunktionsstörung:** Zum Beispiel eine schwere Herz-, Nieren- oder Atemwegsinsuffizienz, die nicht auf die Behandlung anspricht.
- **Unausweichlicher Ausgang:** In Fällen, in denen der Tod unmittelbar bevorsteht, unabhängig davon, welche Maßnahmen ergriffen wurden.

Warum sie notwendig   sind :

Schmerzlinderung und Komfort: Die Palliativmedizin stellt sicher, dass das Neugeborene die notwendigen Medikamente und Pflegemaßnahmen erhält, um sich so wohl wie möglich zu fühlen und Schmerzen und Belastungen zu minimieren.

Emotionale und psychologische Unterstützung: Sie bieten Eltern und Familien Unterstützung an und helfen dabei, durch komplexe Emotionen und Trauer zu navigieren.

Fundierte Entscheidungen: Sie bieten den Eltern umfassende und verständliche Informationen, damit sie fundierte Entscheidungen über die Pflege ihres Kindes treffen können.

Respektierung der Wünsche der Familie: Die Palliativversorgung berücksichtigt die Werte, Überzeugungen und Wünsche der Familie in Bezug auf die Versorgung ihres Kindes.

Kontinuität der Versorgung: Sie bieten eine Kontinuität der Versorgung, die sicherstellt, dass die Bedürfnisse des Neugeborenen und seiner Familie in jeder Phase von der Diagnose bis zum Ausgang erfüllt werden, einschließlich der postmortalen Unterstützung für die Familie.

Multidisziplinärer Ansatz: Sie beziehen ein Team aus Kinderärzten, Krankenpflegern, Sozialarbeitern, Psychologen, spirituellen Therapeuten und anderen Spezialisten ein, um eine ganzheitliche Versorgung zu bieten.

Die Neonatologie ist trotz ihrer Fortschritte mit Momenten konfrontiert, in denen eine Heilung oder ein längeres Überleben nicht möglich ist. In diesen Momenten bietet die Palliativmedizin in der Neonatologie einen Schimmer von

Menschlichkeit und stellt sicher, dass jedes Neugeborene mit Würde, Liebe und Respekt behandelt wird und jede Familie auf ihrer Reise unterstützt wird.

Wie man sich der Pflege nähert am Ende des Lebens mit Mitgefühl

Der Umgang mit der Pflege am Lebensende erfordert Feingefühl, Einfühlungsvermögen und tiefes Verständnis. Für Angehörige der Gesundheitsberufe ist dies nicht nur eine klinische, sondern auch eine emotionale Herausforderung, bei der der menschliche Ansatz im Vordergrund steht. Hier erfahren Sie, wie dies mit Mitgefühl erreicht werden kann :

Aktives Zuhören: Wirklich präsent zu sein und dem Patienten und seiner Familie aktiv zuzuhören, hilft dabei, ihre Ängste, Bedürfnisse und Wünsche zu verstehen. Dies bietet Raum, damit sie ihre Gefühle ohne Verurteilung ausdrücken können.

Offene Kommunikation: Es ist wichtig, klar, ehrlich und einfühlsam zu kommunizieren. Die Informationen sollten auf verständliche Weise bereitgestellt werden, wobei die Gefühle und Überzeugungen des Patienten und der Familie zu respektieren sind.

Präsenz und Verfügbarkeit: Manchmal kann die bloße Anwesenheit einer wohlwollenden Person großen Trost spenden. Dem Patienten und seiner Familie zu versichern, dass Sie verfügbar sind, um auf ihre Bedürfnisse einzugehen oder einfach nur bei ihnen da zu sein, ist wertvoll.

Emotionale Unterstützung: Erkennen und validieren Sie die Emotionen des Patienten und seiner Familie. Das Anbieten von psychologischer Unterstützung oder einer unterstützenden Therapie kann von Vorteil sein.

Respektieren Sie die Wünsche des Patienten: Jeder Mensch hat seine eigenen Wünsche und Überzeugungen bezüglich des Lebensendes. Es ist unerlässlich, diese Entscheidungen zu respektieren, unabhängig davon, ob es sich um medizinische, spirituelle oder kulturelle Aspekte handelt.

Achten Sie auf Details: Kleine Dinge, wie eine friedliche Atmosphäre im Zimmer zu schaffen oder die Lieblingsmusik des Patienten zu spielen, können einen großen Unterschied machen.

Geistige Unterstützung: Für diejenigen, für die der Glaube wichtig ist, kann die Bereitstellung geistiger Unterstützung oder die Erleichterung des Zugangs zu religiösen Diensten eine Quelle des Trostes sein.

Kontinuität der Pflege: Gewährleistung eines fließenden Übergangs zwischen Krankenhauspflege und häuslicher Pflege oder zwischen verschiedenen Anbietern, damit sich der Patient stets betreut und verstanden fühlt.

Unterstützung der Familie: Auch die Familie durchlebt diese schwierige Zeit. Das Anbieten von Unterstützung, Bildung und Ressourcen kann ihnen helfen, diese Zeit mit Stärke und Widerstandsfähigkeit zu überstehen.

Schmerzbehandlung: Sorgen Sie dafür, dass der Patient sich so wohl wie möglich fühlt, indem Sie Schmerzen und andere unangenehme Symptome angemessen behandeln.

Selbstreflexion: Wenn Sie sich als Angehöriger eines Gesundheitsberufs die Zeit nehmen, über Ihre eigenen Gefühle und Überzeugungen rund um das Lebensende nachzudenken, kann Ihnen das helfen, präsenter und mitfühlender zu sein.

Sich der Pflege am Lebensende mit Mitgefühl zu nähern bedeutet, über die Krankheit hinauszublicken und den eigentlichen Wert und die Würde jedes Einzelnen anzuerkennen. Es sind diese ergreifenden Momente, in denen der Kern des medizinischen Handwerks offenbart wird, wo Wissenschaft auf Menschlichkeit trifft.

Unterstützung für Familien während dieser heiklen Momente

In der stürmischen Welt der Neonatologie, in der sich die Ärzteteams auf die lebensrettende Pflege von Säuglingen konzentrieren, ist es ebenso entscheidend, sich an die Familien zu erinnern, die in diesen unbekannten Gewässern navigieren. Für viele markieren diese Momente eine komplexe Mischung aus Freude, Angst, Hoffnung und Ungewissheit. Diese Familien in diesen heiklen Zeiten zu unterstützen, ist nicht nur eine nette Aufmerksamkeit, sondern ein wesentlicher Bestandteil des Heilungsprozesses und des Wohlbefindens.

Im Zentrum dieser Unterstützung steht die Erkenntnis, dass jede Familie einzigartig ist. Manche versuchen, jedes medizinische Detail zu verstehen, während andere in der Informationsflut ertrinken. Manche finden Trost in der Einsamkeit, andere in der Gesellschaft. Das Zuhören wird somit zum wertvollsten Werkzeug. Durch aktives Zuhören kann das medizinische Team die besonderen Bedürfnisse jeder Familie erkennen und die Unterstützung entsprechend anpassen.

Zuhören ist jedoch nicht genug. Familien müssen die Gewissheit haben, dass ihr Kind die bestmögliche Pflege erhält. Sie müssen das Gefühl haben, dass sie ein wichtiger Teil des Behandlungsteams sind. Das bedeutet, sie auf dem Laufenden zu halten, sie nach Möglichkeit in medizinische Entscheidungen einzubeziehen und ihre Entscheidungen und Überzeugungen zu respektieren.

Auch Bildungsressourcen spielen eine Schlüsselrolle. Durch die Bereitstellung klarer und verständlicher Informationen über medizinische Zustände, Behandlungen und Verfahren fühlen sich die Familien kontrollierter und besser gerüstet, um ihr Kind zu unterstützen.

Emotionale Unterstützung ist jedoch weiterhin von größter Bedeutung. Familien brauchen Räume, in denen sie ihre Ängste ausdrücken, Verluste betrauern, kleine Siege feiern und in den dunkelsten Momenten Hoffnung finden können. Dies kann durch psychologische Unterstützungsteams, Peer-Support-Gruppen oder einfach durch ein Mitglied des medizinischen Teams erleichtert werden, das bereit ist, sich hinzusetzen und einen Moment zu teilen.
Die Unterstützung von Familien in diesen heiklen Momenten ist ein Akt der Menschlichkeit, der die Komplexität und Tiefe der menschlichen Erfahrung anerkennt. Es ist ein beruhigender Klaps auf die Schulter, ein mitfühlender Blick, ein offenes Ohr und vor allem ein offenes Herz für die Verletzlichkeit des anderen. Im Ballett der Neonatologie ist es diese Unterstützung, die die stille, aber kraftvolle Musik liefert, zu der die Hoffnung tanzt.

Kapitel 21 :
UMGEBUNG UND EINRICHTUNG DER NEONATOLOGISCHEN STATION

Die Bedeutung einer geeigneten Umgebung: Licht, Ton, Temperatur

Die Neonatologie ist weit mehr als nur eine medizinische Wissenschaft; sie ist eine delikate Kunst der Balance zwischen modernster Technologie und urmenschlichen Instinkten. Im Zentrum dieser Kunst steht die Schaffung einer optimalen Umgebung für das Neugeborene, insbesondere für Frühgeborene oder solche, die eine Intensivpflege benötigen. Die Umgebung, die durch Faktoren wie Licht, Geräusche und Temperatur beeinflusst wird, spielt eine wesentliche Rolle für die Entwicklung und das Wohlbefinden des Säuglings.

Nehmen wir zum Beispiel das **Licht**. Im Mutterleib ist ein Fötus vor direktem, hellem Licht geschützt. In der Neonatologie ahmt eine weiche, gedämpfte Beleuchtung diese Umgebung nach, minimiert übermäßige Stimulation und fördert regelmäßige Schlafzyklen, die für die Entwicklung des Gehirns und der Körperfunktionen unerlässlich sind. Darüber hinaus haben Studien gezeigt, dass Dunkelphasen dazu beitragen können, den zirkadianen Rhythmus von Frühgeborenen zu regulieren, wodurch ein gesunder Schlaf und eine bessere Gewichtszunahme gefördert werden.

Ebenso entscheidend ist der **Ton**. Neugeborenenstationen können laut sein, mit ständigen Alarmen, Gesprächen und Maschinengeräuschen. Eine zu laute Umgebung kann den Stress bei Neugeborenen erhöhen und sich auf Herzfrequenz, Atmung und Sauerstoffgehalt auswirken. Um diese Auswirkungen zu minimieren, sind die Stationen häufig so konzipiert, dass sie den Lärm dämpfen, und das Personal wird darin geschult, leise zu sprechen. Beruhigende Geräusche, wie der Herzschlag der Mutter oder ein sanftes Schlaflied, können sogar eingesetzt werden, um ein unruhiges Baby zu beruhigen.

Schließlich ist auch die **Temperatur** von entscheidender Bedeutung. Neugeborene, insbesondere Frühgeborene, haben noch nicht die Fähigkeit entwickelt, ihre Körpertemperatur effektiv zu regulieren. Eine kontrollierte Raumtemperatur in Kombination mit der Verwendung von Heizdecken oder Brutkästen hilft, eine stabile Körpertemperatur zu erhalten, die für das Wachstum und den Stoffwechsel von entscheidender Bedeutung ist.

Jedes dieser Elemente mag einzeln betrachtet minimal erscheinen, doch zusammen bilden sie ein harmonisches Ganzes, einen Kokon der Fürsorge, der jeden Moment des zerbrechlichen Lebens eines Neugeborenen unterstützt. In dieser sorgfältig orchestrierten Umgebung zählt jedes Detail und spiegelt die Feinfühligkeit und die Tiefe des Engagements des medizinischen Teams für die bestmögliche Pflege wider. Letztendlich ist es diese akribische Aufmerksamkeit für die Umgebung, die für diese kleinen Wesen oft den Unterschied zwischen Überleben und Gedeihen ausmacht.

Design und Einrichtung :
der traditionellen Einheit
zu zentrierten Familieneinheiten

Die Welt der Neonatologie, die einst von den sterilen Visionen reihenweise aufgestellter Brutkästen und blinkender Monitore beherrscht wurde, hat in den letzten Jahrzehnten einen radikalen Wandel erlebt. Diese

Entwicklung, die durch ein besseres Verständnis der emotionalen und physiologischen Bedürfnisse von Neugeborenen und ihren Familien angetrieben wurde, hat das eigentliche Konzept der Gestaltung und Einrichtung von Neugeborenenstationen neu definiert.

Traditionell waren Neonatologieabteilungen klinische, funktionale und optimierte Räume für das Pflegepersonal. Die Inkubatoren waren oft in einem großen Raum zusammengefasst, sodass das Pflegepersonal viele Babys gleichzeitig überwachen konnte. Diese Anordnung war zwar aus betrieblicher Sicht sicherlich effizient, vernachlässigte aber häufig den menschlichen Aspekt der Pflege. Die Eltern waren außen vor, konnten nur für kurze Zeit mit ihrem Kind interagieren und waren oft durch eine Glasscheibe getrennt.

Die Erkenntnis, dass **familienzentrierte Einheiten** Vorteile bieten, führte zu einer Neugestaltung der Neonatologieabteilungen. Diese Bereiche sind so gestaltet, dass sie die Familien in den Mittelpunkt der Pflege stellen und ihre wesentliche Rolle als Pflegepartner für ihre Kinder anerkennen. In diesen Stationen haben die Eltern einen eigenen Bereich, der oft mit einem Sofa oder einem Bett ausgestattet ist und es ihnen ermöglicht, Tag und Nacht bei ihrem Baby zu bleiben. Diese ständige elterliche Präsenz wurde mit besseren Ergebnissen für die Neugeborenen in Verbindung gebracht, insbesondere mit einer früheren Entlassung aus dem Krankenhaus, einer besseren Gewichtszunahme und einer größeren emotionalen Stabilität.

Der Übergang zu familienzentrierten Einheiten ist jedoch mehr als nur das Hinzufügen eines Raums für die Eltern. Es ist eine Umgestaltung, bei der natürliches Licht, beruhigende Farben, natürliche Materialien und Lärmreduzierung berücksichtigt werden. All dies schafft eine Umgebung, die nicht nur das Wohlbefinden des Babys, sondern auch das der ganzen Familie unterstützt.

Dieser Übergang von einem rein klinischen Design zu einem familienzentrierten Raum ist nicht nur eine Frage der Ästhetik oder des Komforts. Es geht darum, die Bedeutung emotionaler Bindungen für den Heilungsprozess anzuerkennen, zu akzeptieren, dass die Eltern nicht nur Besucher, sondern wesentliche Akteure im Behandlungsverlauf ihres Kindes sind, und die Umgebung entsprechend anzupassen.

Diese Veränderungen im Design und in der Einrichtung der Neonatologieabteilungen stellen eine Entwicklung hin zu einem ganzheitlicheren Pflegeansatz dar, bei dem das emotionale und körperliche Wohlbefinden der Patienten und ihrer Familien im Mittelpunkt jeder Entscheidung steht.

Auswirkungen auf das Wohlbefinden der Neugeborenen, der Familien und des Personals

Die Einrichtung und Struktur einer neonatologischen Station ist nicht nur eine Frage der Ästhetik oder Funktionalität, sondern hat auch weitreichende Auswirkungen auf das Wohlbefinden aller Beteiligten. Die Neugeborenen, die Familien und sogar das medizinische Personal profitieren alle von einer gut durchdachten Station.

Für Neugeborene: Eine optimierte Umgebung, in der das Wohlbefinden des Kindes im Mittelpunkt steht, fördert eine gesunde Entwicklung. Einheiten, die das natürliche Licht berücksichtigen, den Lärmpegel minimieren und Räume bieten, die für die Haut-zu-Haut-Beziehung zwischen Eltern und Kind geeignet sind, tragen zu einem stabileren

Wachstum und einer stabileren Entwicklung des Neugeborenen bei. Darüber hinaus kann eine ruhige und weniger stressige Umgebung den zirkadianen Rhythmus des Babys, seine Gewichtszunahme und sogar seine Fähigkeit, Infektionen zu bekämpfen, positiv beeinflussen.

Für Familien: Eltern eines Kindes auf einer Neugeborenenstation zu sein, kann eine traumatische und belastende Erfahrung sein. Familienzentrierte Stationen erkennen die Rolle der Eltern als Pflegepartner an und schätzen sie. Sie bieten einen Raum, in dem sich die Eltern ausruhen, neue Kraft schöpfen und Qualitätszeit mit ihrem Baby verbringen können. Dies stärkt nicht nur die Bindung zwischen Eltern und Kind, sondern vermittelt den Eltern auch ein Gefühl der Beteiligung und Kontrolle, wodurch Stress und Ängste abgebaut werden.

Für das Personal: Auch Krankenpfleger, Ärzte und andere Mitarbeiter profitieren von einer gut gestalteten Umgebung. Ein ergonomisch gestalteter Arbeitsplatz sorgt für mehr Effizienz, verringert die Ermüdung und minimiert Fehler. Räume, die der Entspannung und Erholung gewidmet sind, können dabei helfen, den Stress zu bewältigen, der mit dieser Art von Arbeit einhergeht. Darüber hinaus fühlen sich Mitarbeiter, die auf einer Station arbeiten, die die Zusammenarbeit zwischen Pflegekräften und Familien aufwertet, häufig zufriedener und in ihrer Rolle wertgeschätzt, was sich in einer besseren Mitarbeiterbindung und einer höheren Pflegequalität niederschlagen kann.

Die Berücksichtigung des Wohlbefindens in all seinen Aspekten, sowohl für die Patienten als auch für ihre Familien und das medizinische Personal, ist eine Investition, die sich auszahlt. Die Auswirkungen lassen sich nicht nur an verbesserten medizinischen Ergebnissen messen, sondern auch an Zufriedenheit, gestärkten

Beziehungen und einem besseren Gesamterlebnis für alle Beteiligten.

Kapitel 22 :
UMGANG MIT INFEKTIONEN IN DER NEONATALEINHEIT

Prävention, Erkennung und Behandlung häufiger Infektionen

In der heiklen Situation der Neonatologie ist die Prävention von Infektionen von größter Bedeutung. Neugeborene, insbesondere Frühgeborene, verfügen über ein noch unreifes Immunsystem, das sie besonders anfällig für Infektionen macht. Die Behandlung dieser Infektionen erfordert einen integrierten Ansatz, der Prävention, Früherkennung und angemessene Behandlung einschließt.

1. Vorbeugung :

Hygienemaßnahmen: Die erste Verteidigungslinie gegen Infektionen ist eine einwandfreie Hygiene. Dazu gehören häufiges und sorgfältiges Händewaschen, das Tragen von sterilen Handschuhen, Kitteln und Masken beim Umgang mit Neugeborenen.

Isolierung : Babys, bei denen der Verdacht besteht oder bestätigt wurde, dass sie Träger einer Infektion sind, müssen isoliert werden, um eine Ausbreitung zu verhindern.

Antibiotikaprophylaxe: In manchen Fällen können vorbeugend Antibiotika verabreicht werden, insbesondere bei Babys mit hohem Risiko.

Impfungen: Einige Impfungen können von Geburt an verabreicht werden, z. B. die Hepatitis-B-Impfung.

2. Erkennung :

Kontinuierliche Überwachung: Eine regelmäßige Überwachung der Vitalzeichen kann Hinweise auf eine mögliche Infektion geben.

Klinische Anzeichen: Reizbarkeit, Lethargie, instabile Körpertemperatur, Atem- oder Essschwierigkeiten können auf eine Infektion hindeuten.

Labortests: Mithilfe von Blut-, Urin- oder Zerebrospinalproben können Sie das Vorhandensein von Bakterien oder anderen Krankheitserregern nachweisen.

3. Behandlung :

Antibiotikatherapie: Sobald die Infektion bestätigt ist, wird eine gezielte Antibiotikatherapie eingeleitet. Es ist von entscheidender Bedeutung, dass das richtige Antibiotikum entsprechend dem identifizierten Erreger ausgewählt wird.

Unterstützung der Vitalfunktionen: In schweren Fällen kann eine Atem- oder Herz-Kreislauf-Unterstützung erforderlich sein.

Ernährung: Die Sicherstellung einer angemessenen Ernährung ist grundlegend, um das Wachstum des Babys zu unterstützen und bei der Bekämpfung der Infektion zu helfen.

Aufklärung der Eltern : Die Eltern müssen über die Anzeichen einer Infektion und die zu Hause zu ergreifenden Maßnahmen, insbesondere in Bezug auf Hygiene und den Umgang mit Medikamenten, informiert werden.

In der Neonatologie ist ständige Wachsamkeit erforderlich. Eine enge Zusammenarbeit zwischen dem Pflegepersonal und den Familien ist unerlässlich, um Infektionen vorzubeugen, zu erkennen und wirksam zu behandeln und so die besten Genesungschancen für diese zerbrechlichen Wesen zu gewährleisten.

Hygieneprotokolle

Die Neonatologie befasst sich mit einer hochgradig gefährdeten Bevölkerungsgruppe und erfordert daher ein besonderes Augenmerk auf die Hygiene. Die Hygieneprotokolle sind streng und unerlässlich, um nosokomiale Infektionen zu verhindern, die für Neugeborene schwerwiegende oder sogar tödliche Folgen haben können.

1. Handhygiene :
   Häufigkeit: Die Hände sollten vor und nach jeder Interaktion mit einem Neugeborenen, nach dem Berühren potenziell kontaminierter Oberflächen und vor der Durchführung steriler Handlungen gewaschen werden.
   Technik: Die Hände sollten mindestens 30 Sekunden lang mit einer milden Seife und einer geeigneten Technik gewaschen werden, um alle Oberflächen abzudecken. Die Verwendung von hydroalkoholischen Lösungen kann empfohlen werden, wenn keine sichtbaren Verschmutzungen vorhanden sind.
2. Persönliche Schutzausrüstung (PSA) :
   Sterile Handschuhe: Werden bei allen invasiven Eingriffen oder bei Kontakt mit Sekreten getragen.
   Kittel, Masken und Schutzbrillen: Werden je nach Risiko von Spritzern von Körpersekreten oder bei bestimmten Verfahren verwendet.
3. Umwelthygiene :
   Regelmäßige Reinigung: Die Oberflächen, der Boden, die Geräte und das verwendete Material müssen regelmäßig mit geeigneten Mitteln gereinigt und desinfiziert werden.
   Abfallentsorgung : Biomedizinische Abfälle müssen auf sichere Weise und nach strengen Protokollen entsorgt werden.

4. Hygiene von medizinischen Geräten :

Sterilisation: Alle Materialien, die in direkten Kontakt mit dem Neugeborenen kommen (Sonden, Katheter), müssen steril sein.

Einmalgebrauch: Einmalprodukte sollten nach einmaligem Gebrauch entsorgt werden, um eine Kreuzkontamination zu vermeiden.

5. Isolation :

Fälle von Infektionen : Babys mit einer bestätigten oder vermuteten Infektion sollten isoliert werden, um eine Ausbreitung auf andere Patienten zu verhindern.

6. Ausbildung und Sensibilisierung :

Pflegepersonal: Muss regelmäßig in Hygieneprotokollen geschult und auf den neuesten Stand gebracht werden.

Familien: Sie sollten über die Bedeutung von Hygienemaßnahmen, insbesondere des Händewaschens, aufgeklärt werden, wenn sie mit ihrem Kind in Kontakt kommen.

7. Überwachung und Feedback :

Epidemiologische Überwachung: Ermöglicht es, mögliche Ausbrüche oder Anstiege von Infektionen frühzeitig zu erkennen und die Protokolle entsprechend anzupassen.

Feedback: Ermutigen Sie das Personal, beobachtete Lücken oder Probleme bei der Anwendung der Protokolle zu melden, um eine kontinuierliche Verbesserung zu erreichen.

Die strikte Einhaltung dieser Hygieneprotokolle in der Neonatologie ist für die Sicherheit der betreuten Babys von entscheidender Bedeutung. Jeder Akteur, vom Arzt bis zur Familie, hat in dieser Präventionskette eine Rolle zu spielen.

Impfung und Prophylaxe
in der Neonatologie

Die Neonatologie ist ein sensibler Bereich, in dem Neugeborene betreut werden. Viele von ihnen sind Frühgeburten und haben ein noch unreifes Immunsystem. Dadurch sind sie besonders anfällig für Infektionen. Glücklicherweise hat die medizinische Wissenschaft Möglichkeiten entwickelt, diese kleinen Patienten durch Impfungen und Prophylaxe zu schützen.

1. Impfung in der Neonatologie :
- **Bedeutung:** Auch in diesem zarten Alter sind bestimmte Impfungen unerlässlich, um Neugeborene vor lebensbedrohlichen Krankheiten zu schützen.
- **BCG-Impfstoff:** Wird in einigen Teilen der Welt zum Schutz vor Tuberkulose verabreicht.
- **Hepatitis-B-Impfung:** Die erste Dosis wird häufig kurz nach der Geburt verabreicht, insbesondere wenn die Mutter Trägerin des Hepatitis-B-Virus ist.
- **Passive Impfung:** In manchen Fällen werden Neugeborenen Immunglobuline, d. h. vorgefertigte Antikörper, verabreicht, um einen vorübergehenden Schutz gegen bestimmte Krankheiten zu bieten.

2. Prophylaxe in der Neonatologie :
- **Antibiotikaprophylaxe:** Bei einigen Neugeborenen mit hohem Risiko können bereits bei der Geburt Antibiotika verabreicht werden, um einer möglichen bakteriellen Infektion vorzubeugen.
- **Antivirale Prophylaxe:** Bei Neugeborenen, die Viren wie HIV ausgesetzt sind, können prophylaktisch antivirale Medikamente verabreicht werden.
- **Prophylaxe der hämolytischen Krankheit des Neugeborenen:** Rh-negative Mütter, die ein Rh-positives Baby gebären, können eine Injektion mit

Anti-D-Immunglobulin erhalten, um diesen Zustand bei späteren Schwangerschaften zu verhindern.

Prophylaxe der Frühgeborenenretinopathie: In einigen Fällen wird eine streng kontrollierte Sauerstofftherapie eingesetzt, um diese Augenerkrankung bei Frühgeborenen zu verhindern.

3. Besondere Erwägungen :

Einverständniserklärung: Eltern müssen über alle Vorteile, Risiken und Alternativen aufgeklärt werden, bevor sie eine Impfung oder eine prophylaktische Behandlung durchführen.

Überwachung: Nach der Impfung oder Prophylaxe müssen Neugeborene unbedingt auf mögliche Nebenwirkungen oder Reaktionen überwacht werden.

Planung: Es sollte ein geeigneter Impfplan erstellt werden, um sicherzustellen, dass das Neugeborene alle notwendigen Dosen jedes Impfstoffs erhält.

Impfungen und Prophylaxe spielen in der Neonatologie eine entscheidende Rolle und bieten eine Verteidigungslinie gegen Krankheiten, die sonst verheerende Folgen für diese jungen Patienten haben könnten. Der Schlüssel liegt in einer sorgfältigen Durchführung, einer transparenten Kommunikation mit den Eltern und einer sorgfältigen Überwachung, um die Sicherheit und das Wohlergehen des Neugeborenen zu gewährleisten.

Kapitel 23 :
ATYPISCHE LEBENSLÄUFE :
ZWILLINGE, MISSBILDUNGEN ETC.

Umgang mit komplexen und seltenen Situationen

Die Neonatologie konzentriert sich zwar auf die Pflege von Neugeborenen, umfasst aber ein breites Spektrum an medizinischen Zuständen, von den häufigsten bis zu den seltensten. Diese komplexen Situationen erfordern nicht nur ein hohes Maß an medizinischem Fachwissen, sondern auch Feingefühl in der Kommunikation und ein einfühlsames Verständnis für die betroffenen Familien.

1. Erkennung und Diagnose :
    - **Sorgfältige Überwachung:** Angesichts atypischer Symptome ist eine ständige Überwachung des Neugeborenen von größter Bedeutung, um frühe Anzeichen eines seltenen Zustands zu erkennen.
    - **Differentialdiagnose:** Verwenden Sie einen methodischen Ansatz, um häufige Ursachen auszuschließen und die Untersuchungen auf seltenere Bedingungen zu lenken.
    - **Fortschrittliche Technologien :** Der Einsatz genetischer und molekularer Diagnostik kann bei der Identifizierung seltener Erkrankungen helfen.
2. Intervention und Betreuung :
    - **Individueller Behandlungsplan:** Jede seltene Erkrankung erfordert möglicherweise einen einzigartigen Ansatz, bei dem Standardtherapien mit experimentellen oder innovativen Behandlungsmethoden kombiniert werden.
    - **Fachberatung: Die** Hinzuziehung von Experten in bestimmten Bereichen, manchmal sogar auf

internationaler Ebene, kann für Ratschläge oder Behandlungsempfehlungen erforderlich sein.

Anpassungsfähigkeit: Für einige seltene Erkrankungen gibt es möglicherweise keine etablierten Protokolle, sodass Flexibilität und Kreativität bei der Behandlung erforderlich sind.

3. Emotionale und psychologische Unterstützung :

Kommunikation mit den Familien: Erklären Sie einfühlsam die komplexe Natur des Zustands, mögliche Unsicherheiten und geben Sie klare und ehrliche Informationen.

Psychologische Unterstützung: Bieten Sie den Eltern Treffen mit Psychologen oder Sozialarbeitern an, die ihnen helfen, mit Stress und Emotionen umzugehen.

Unterstützungsnetzwerke: Verweisen Sie Familien an Verbände oder Selbsthilfegruppen, die sich auf seltene Bedingungen spezialisiert haben, um Erfahrungen auszutauschen und Rat zu erhalten.

4. Interprofessionelle Zusammenarbeit :

Multidisziplinäres Team: Die Behandlung seltener Zustände kann das Fachwissen vieler Spezialisten erfordern, von der Genetik bis zur Chirurgie.

Forschung und Ausbildung: Die Zusammenarbeit mit Forschungszentren und akademischen Einrichtungen kann wertvolle Einblicke bieten und zur ständigen Weiterbildung des Pflegeteams beitragen.

5. Antizipation und Planung :

Langfristiger Plan: Planen Sie die zukünftigen Bedürfnisse des Neugeborenen, wenn es älter wird, einschließlich der medizinischen Betreuung, der Entwicklung und der erzieherischen Unterstützung.

Übergang zur spezialisierten pädiatrischen Versorgung : Sicherstellung eines reibungslosen Übergangs von der Neonatologie zu anderen Fachgebieten, die das Kind mit zunehmendem Alter betreuen werden.

Die komplexen und seltenen Situationen in der Neonatologie stellen die Fähigkeiten und die Belastbarkeit des medizinischen Teams auf die Probe. Sie erfordern eine Kombination aus Wissen, klinischen Fähigkeiten, Mitgefühl und Zusammenarbeit, um Neugeborenen die bestmögliche Pflege zukommen zu lassen und ihre Familien durch unerwartete Herausforderungen hindurch zu unterstützen.

Koordination der Pflege für mehrere Situationen

In der Neonatologie ist es nicht ungewöhnlich, dass Neugeborene mehrere Komplikationen gleichzeitig aufweisen, die eine multidisziplinäre Behandlung erfordern. Die Gewährleistung einer wirksamen Koordination der Pflege in diesen Situationen ist von entscheidender Bedeutung, um das Wohlbefinden des Neugeborenen zu optimieren und seine Familie zu unterstützen.

1. Ersteinschätzung :
Gleich nach der Geburt wird eine gründliche Beurteilung des Neugeborenen vorgenommen. Diese Beurteilung muss umfassend sein und die verschiedenen Erkrankungen oder Anomalien, die das Baby betreffen können, erkennen lassen. Es werden Tests und Untersuchungen, von einfachen bis hin zu hoch entwickelten, eingesetzt, um eine genaue Diagnose zu stellen.

2. Erstellen eines Pflegeplans :
Nachdem alle Erkrankungen identifiziert wurden, wird ein Pflegeplan erstellt. Dieser Plan muss die Schwere der einzelnen Erkrankungen, die Art und Weise, wie sie miteinander interagieren können, und die Behandlungsprioritäten berücksichtigen.

3. Einbeziehung von Spezialisten :

Je nach diagnostizierten Komplikationen können verschiedene Spezialisten involviert sein:

- Kardiologen bei Herzproblemen,
- Neurologen für neurologische Komplikationen,
- Orthopäden für Muskel- und Skelettanomalien,
- Und viele andere.

4. Interdisziplinäre Kommunikation :

Regelmäßige Treffen zwischen den Angehörigen der Gesundheitsberufe sind von entscheidender Bedeutung. Dieser Austausch ermöglicht es, eine kohärente Betreuung zu gewährleisten, die Entwicklung des Babys zu verfolgen, die Behandlungen anzupassen und die Pflege zu koordinieren.

5. Unterstützung für Eltern :

Eltern stehen der Komplexität der für ihr Kind erforderlichen Pflege oft hilflos gegenüber. Sie müssen informiert, unterstützt und in Entscheidungen einbezogen werden. Regelmäßige Treffen mit dem medizinischen Team, Psychologen und Sozialarbeitern können ihnen helfen, durch diese schwierige Zeit zu navigieren.

6. Kontinuierliche Überwachung :

Eine regelmäßige Nachsorge ist unerlässlich, um den Verlauf der verschiedenen Erkrankungen und die Wirksamkeit der Behandlungen zu überwachen und mögliche neue Komplikationen zu erkennen. Die Krankenakte des Babys sollte stets auf dem neuesten Stand gehalten werden und allen beteiligten Berufsgruppen zugänglich sein.

7. Planung des Ausflugs :

Wenn es an der Zeit ist, die Neonatologie-Station zu verlassen, wird ein umfassender Entlassungsplan erstellt. Dieser Plan sollte alle Informationen über die häusliche Pflege, Medikamente, zukünftige Arzttermine und verfügbare Unterstützungsmaßnahmen enthalten.

Die Koordination der Pflege in der Neonatologie ist ein komplexer, aber wesentlicher Prozess, um das Wohlbefinden von Neugeborenen mit multiplen Situationen zu gewährleisten. Jeder Gesundheitsexperte hat eine Schlüsselrolle zu spielen, und Zusammenarbeit, Kommunikation und Engagement stehen im Mittelpunkt dieses Prozesses.

Fallstudien und Erfahrungsberichte

Lassen Sie uns anhand von Fallstudien und Erfahrungsberichten in die reale Welt der Neonatologie eintauchen. Diese wahren Geschichten aus der klinischen Realität bieten eine einzigartige Perspektive auf die Herausforderungen, Erfolge und Lektionen, die bei der Betreuung von Neugeborenen gelernt werden. Sie spiegeln nicht nur die medizinische Wissenschaft wider, sondern auch die Menschlichkeit und das Mitgefühl, die diesen Spezialbereich umgeben.

1. Leos Fall :
Leo wurde in der 25. Schwangerschaftswoche geboren und wog kaum mehr als ein halbes Kilogramm. Seine ersten Tage waren von Atemnot geprägt, die eine Intubation erforderlich machte. Im Laufe der Wochen und unter der ständigen Aufmerksamkeit des Neonatologieteams machte Leo trotz einiger Höhen und Tiefen Fortschritte.
Erfahrungsbericht: Ausdauer, Geduld und die Zusammenarbeit zwischen Fachleuten und der Familie sind entscheidend, um die Herausforderungen von sehr früh geborenen Kindern zu bewältigen.

2. Aishas Fall :
Die termingerecht geborene Aisha entwickelte am dritten Tag nach ihrer Geburt eine schwere Gelbsucht. Durch eine

proaktive Überwachung wurde eine Rh-Unverträglichkeit festgestellt, die mit einer intensiven Phototherapie behandelt wurde.

Erfahrungsbericht: Bei allen Neugeborenen, auch bei termingerecht geborenen, kann es zu Komplikationen kommen. Eine sorgfältige Überwachung ist unerlässlich.

3. Miguels Fall :
Miguel wurde mit einem komplexen Herzfehler geboren. Von Geburt an wurde er von einem multidisziplinären Team betreut, das aus Kardiologen, Chirurgen und spezialisierten Krankenpflegern bestand.

Erfahrungsbericht: Geburtsfehler können unvorhersehbar sein, aber mit der richtigen Vorbereitung und Koordination können viele Kinder wie Miguel ein normales Leben führen.

4. Noras Fall :
Nora, die zu früh geboren wurde, zog sich auf der Neugeborenenstation eine nosokomiale Infektion zu. Dies führte zu wochenlangen Antibiotikaeinnahmen und Intensivpflege.

Erfahrungsbericht: Hygieneprotokolle sind lebenswichtig. Eine Infektion kann den Pflegeverlauf eines Neugeborenen radikal verändern.

Jeder Fall in der Neonatologie ist einzigartig, aber sie alle bieten wertvolle Erkenntnisse. Die Fallbeispiele verdeutlichen die Notwendigkeit einer ständigen Weiterbildung, einer engen Zusammenarbeit zwischen den Fachkräften und einer transparenten Kommunikation mit den Familien. Hinter jeder Geschichte verbergen sich nicht nur Wissenschaft und Technik, sondern auch eine tiefe Menschlichkeit. Diese Erfahrungen erinnern an die wichtige Rolle der Pflegekräfte in der Neonatologie und an die tiefgreifenden Auswirkungen ihres Handelns.

Kapitel 24 :
REHABILITATION UND PHYSIOTHERAPIE IN DER NEONATOLOGIE

Bedeutung der frühen Mobilisierung

Frühmobilisierung ist der Prozess der Anregung und Förderung von Bewegung und körperlicher Aktivität bei Neugeborenen so bald wie möglich nach der Geburt, insbesondere bei solchen, die im Krankenhaus liegen oder besondere Bedürfnisse haben. Diese Praxis ist zwar relativ neu in der Neonatologie, hat aber dank zahlreicher Studien, die ihre potenziellen Vorteile aufzeigen, an Boden gewonnen.

1. Neurologische Entwicklung :
Die ersten Tage und Wochen im Leben eines Neugeborenen sind für seine Gehirnentwicklung von entscheidender Bedeutung. Eine frühe Mobilisierung kann eine Rolle spielen, indem sie das Gehirn stimuliert, die Myelinisierung von Neuronen erleichtert und die Neuroplastizität fördert. Dies kann langfristige Auswirkungen auf die kognitive und motorische Entwicklung des Kindes haben.

2. Muskel- und Knochenfunktion :
Frühmobilisierung hilft, die Muskeln zu stärken und die Knochendichte zu verbessern. Bei Frühgeborenen, die oft lange Zeit im Bett verbringen, kann dies einem Muskelschwund vorbeugen und ein gesundes Knochenwachstum fördern.

3. Sensorische Stimulation :
Die Bewegungen fördern die Interaktion mit der Umwelt und bieten dem Baby taktile, visuelle und auditive Stimulation. Diese multisensorischen Erfahrungen sind für

die neurosensorische Entwicklung von entscheidender Bedeutung.

4. Verbesserung der kardiorespiratorischen Funktion :
Aktive Bewegung und Positionierung können dazu beitragen, die Durchblutung, die Sauerstoffversorgung und die Lungenfunktion zu verbessern, wodurch das Risiko von Komplikationen, die mit Immobilität einhergehen, verringert wird.

5. Emotionales und soziales Wohlbefinden :
Körperliche Interaktionen, wie z. B. die Haut-zu-Haut-Beziehung mit den Eltern bei der Mobilisierung, stärken die Bindungsbeziehung und bieten dem Neugeborenen emotionalen Komfort.

6. Vorbereitung auf die Entlassung :
Ein Baby, das aktiv mobilisiert wurde, ist oft wacher, hat einen verbesserten Muskeltonus und ist möglicherweise besser auf den Übergang nach Hause vorbereitet.

7. Reduzierung von Komplikationen :
Eine frühzeitige Mobilisierung kann das Risiko von Komplikationen wie Entwicklungsverzögerung, Muskelschwund oder Atemproblemen verringern, insbesondere bei Frühgeborenen.

Die Frühmobilisierung in der Neonatologie ist ein patientenzentrierter Ansatz, der das Potenzial jedes Neugeborenen anerkennt, auch unter ungünstigen medizinischen Umständen zu wachsen und sich zu entwickeln. Sie erfordert ein engagiertes Team, angemessene Ressourcen und eine spezielle Ausbildung. Mit den richtigen Methoden und einem größeren Bewusstsein kann sie jedoch den Entwicklungsweg vieler Neugeborener verändern und eine bessere Lebensqualität und eine vielversprechendere Zukunft bieten.

Routinemäßige Techniken und Interventionen

Die Neonatologie, ein medizinisches Fachgebiet, das sich der Betreuung von Neugeborenen, insbesondere Frühgeborenen und Babys mit besonderen medizinischen Bedürfnissen, widmet, beinhaltet eine vielfältige Palette an Techniken und Eingriffen. Hier ein Überblick über die häufigsten Techniken und Eingriffe :

Endotracheale Intubation: Bei diesem Verfahren wird ein Schlauch in die Luftröhre des Babys eingeführt, um einen sicheren Luftdurchgang zu gewährleisten, normalerweise als Teil einer Atemunterstützung.

Mechanische Beatmung: Wird bei Babys eingesetzt, die Schwierigkeiten haben, selbstständig zu atmen, und drückt die Luft durch den Endotrachealtubus in die Lunge.

Surfactant : Wird Frühgeborenen häufig verabreicht, um das Atemnotsyndrom zu behandeln oder zu verhindern. Surfactant ist eine natürliche Substanz, die die Spannung im Inneren der Lungenbläschen verringert.

Phototherapie: Eine Methode, die zur Behandlung der Neugeborenengelbsucht eingesetzt wird. Das Baby wird unter ein spezielles Licht gelegt, das hilft, Bilirubin abzubauen, eine Substanz, die sich im Blut des Babys ansammeln kann.

Zentralvenenkatheterismus: Beinhaltet das Einführen eines Katheters in eine große Vene, in der Regel zur Verabreichung von Medikamenten oder Nährstoffen.

Enterale Ernährung: Die Verabreichung von Nährstoffen direkt in den Magen oder Darm, entweder über eine Nasensonde oder eine Magensonde.

- **Parenterale Ernährung:** Liefert Nährstoffe direkt in den Blutkreislauf und wird häufig verwendet, wenn eine enterale Ernährung nicht möglich oder nicht ausreichend ist.
- **Hirnultraschall:** Ein bildgebendes Verfahren, mit dem das Gehirn von Frühgeborenen auf Anzeichen von Blutungen oder anderen Anomalien untersucht wird.
- **Herzmonitoring:** Verwendet Elektroden, um die Herzfrequenz und den Herzrhythmus des Babys zu überwachen.
- **Pulsoximetrie:** Eine nicht-invasive Methode zur Überwachung des Sauerstoffgehalts im Blut.
- **Echokardiografie:** Eine Ultraschalluntersuchung des Herzens, bei der die Struktur und die Funktion des Herzens sichtbar gemacht werden.
- **Stoffwechseltests:** Werden durchgeführt, um seltene, aber schwerwiegende Stoffwechsel- oder genetische Erkrankungen zu erkennen.
- **Kulturen und Empfindlichkeitstests:** Werden zur Diagnose und Behandlung von Infektionen verwendet.
- **Abdomensonografie:** Ein bildgebendes Verfahren zur Darstellung der inneren Organe des Bauches, das häufig zur Diagnose oder Überwachung von Zuständen wie einer Darmperforation eingesetzt wird.

Diese und viele andere Interventionen ermöglichen es Gesundheitsfachkräften, eine Vielzahl von medizinischen Zuständen bei Neugeborenen zu überwachen, zu diagnostizieren und zu behandeln, wodurch sichergestellt wird, dass sie in dieser kritischen Phase ihres Lebens die bestmögliche Versorgung erhalten.

Zusammenarbeit mit Spezialisten der Rehabilitation

Die Zusammenarbeit mit Rehabilitationsspezialisten in der Neonatologie ist ein wesentlicher Bestandteil einer umfassenden Betreuung von Neugeborenen. Diese Spezialisten spielen eine entscheidende Rolle bei der Begleitung der Säuglinge und ihrer Familien durch die verschiedenen Phasen der Genesung und Entwicklung.

Babys auf der neonatologischen Station, insbesondere Frühgeborene oder Babys mit besonderen medizinischen Bedürfnissen, können in entscheidenden Wachstumsphasen Entwicklungsherausforderungen oder Verzögerungen aufweisen. Hier kommen Physiotherapeuten, Ergotherapeuten, Logopäden und andere Spezialisten ins Spiel. Sie bringen ihr Fachwissen ein, um die motorische Entwicklung, die Koordination, die Kommunikation und die sensorischen Fähigkeiten des Säuglings zu fördern.

Die enge Zusammenarbeit mit diesen Experten ermöglicht es dem Neonatologieteam, gezielte Interventionen anzubieten. Beispielsweise könnte ein Physiotherapeut einem Säugling helfen, seine Muskeln zu stärken und seine Bewegungen zu entwickeln, während ein Logopäde an Fähigkeiten wie Saugen, Schlucken und später auch an Stimmfähigkeiten arbeitet.

Rehabilitationsexperten können Eltern auch wertvolle Ratschläge geben und ihnen dabei helfen, die einzigartigen Bedürfnisse ihres Babys zu verstehen und Strategien zu entwickeln, um seine Entwicklung zu Hause zu unterstützen. Diese elterliche Erziehung ist von grundlegender Bedeutung, da sie eine solide Grundlage für das weitere Wachstum und das Wohlbefinden des Neugeborenen schafft.

Die Zusammenarbeit endet nicht mit der Entlassung aus der Neonatologieabteilung. Häufig begleiten diese Spezialisten das Kind weiter, während es heranwächst, stellen sicher, dass alle Entwicklungsstufen erreicht werden, und bieten bei Bedarf Interventionen an.

Die Zusammenarbeit mit Rehabilitationsspezialisten bereichert die Erfahrung in der Neonatologie und bietet eine ganzheitliche Betreuung, die über die unmittelbare medizinische Versorgung hinausgeht und jeden Aspekt des Wohlergehens und der Entwicklung des Säuglings umfasst. Dieser integrierte Ansatz stellt sicher, dass jeder Säugling die bestmögliche Chance hat, zu gedeihen und sein volles Potenzial zu entfalten.

Kapitel 25 :
GENETIK UND NEONATOLOGIE

Einführung in die Genetik
in der Neonatologie

Die Genetik in der Neonatologie öffnet ein faszinierendes Fenster in die komplexe Welt der biologischen Vererbung und deren Einfluss auf die Gesundheit von Neugeborenen. Diese Überschneidung von Genetik und Neugeborenenmedizin bietet wertvolle Einsichten zum Verständnis, zur Diagnose und in einigen Fällen zur Behandlung von Zuständen, die Säuglinge von Geburt an betreffen.

1. Die Grundlage der Genetik:
Jeder Mensch besitzt einen einzigartigen Satz an genetischer Information oder DNA, der alles von der Augenfarbe bis zur Anfälligkeit für Krankheiten bestimmt. Diese Informationen sind in den Genen enthalten, die in Strukturen, den sogenannten Chromosomen, organisiert sind.

2. Genetik und Empfängnis:
Bei der Empfängnis erhält der Embryo von jedem Elternteil die Hälfte seiner Gene, wodurch ein einzigartiger Satz an genetischer Information entsteht. Dieser Prozess bestimmt die Erbanlagen eines Menschen.

3. Genetische Anomalien in der Neonatologie:
Bestimmte genetische Anomalien können zu angeborenen Missbildungen oder Erbkrankheiten führen. Manchmal werden diese Zustände bereits vor der Geburt durch pränatale Tests festgestellt. In anderen Fällen werden sie erst nach der Geburt entdeckt, wenn ein Säugling bestimmte Symptome zeigt.

4. Gentests in der Neonatologie:
Es gibt eine Vielzahl von genetischen Tests, die für Neugeborene zur Verfügung stehen. Das Neugeborenenscreening ist beispielsweise ein gängiges Verfahren, bei dem Säuglinge auf eine Reihe von genetischen, metabolischen und endokrinen Bedingungen getestet werden.

5. Der Einfluss der Genetik auf die Behandlung:
Die Genetik eines Zustands zu verstehen, kann erhebliche Auswirkungen auf die Behandlung haben. In manchen Fällen kann dies sogar zu spezifischen therapeutischen Interventionen oder Empfehlungen für unterstützende Pflege führen.

6. Die Zukunft der Genetik in der Neonatologie:
Mit dem Fortschritt der Technologie und der Forschung entwickelt sich der Bereich der Genetik in der Neonatologie weiterhin in rasantem Tempo. Neue Entdeckungen könnten noch gezieltere Lösungen für Neugeborene mit genetischen Anomalien oder Krankheiten bieten.

Die Genetik in der Neonatologie ist ein schnell wachsendes Gebiet, das verspricht, das Verständnis, die Diagnose und die Behandlung von Zuständen, die Neugeborene betreffen, zu verbessern. Indem sie Einblicke in den einzigartigen genetischen Code jedes Individuums bietet, ebnet sie den Weg für eine personalisierte Medizin, die auf die besonderen Bedürfnisse jedes einzelnen Säuglings zugeschnitten werden kann.

Implikationen für die Diagnose und Pflege

Die Fortschritte auf dem Gebiet der Genetik in der Neonatologie haben die Art und Weise, wie wir an die

Diagnose und Pflege von Neugeborenen herangehen, verändert. Indem wir tief in den genetischen Code eintauchen, können wir heute Erkrankungen vorhersagen, diagnostizieren und in vielen Fällen wirksam behandeln, die früher missverstanden oder unbemerkt blieben.

Bereits in den ersten Augenblicken des Lebens kann das Erbgut eines Babys wichtige Hinweise auf seinen Gesundheitszustand geben. Mithilfe moderner Diagnoseinstrumente können seltene oder potenziell gefährliche Zustände schnell erkannt werden, sodass ein frühzeitiges Eingreifen möglich ist. Dies ist von entscheidender Bedeutung, da bei vielen neonatalen Erkrankungen die Schnelligkeit des Eingreifens für die Prognose ausschlaggebend ist.

Über die bloße Diagnose hinaus beeinflusst das genetische Wissen auch die Pflege. Beispielsweise kann die Pharmakogenomik, ein Zweig der Genetik, der die Interaktion zwischen Genen und Medikamenten untersucht, dabei helfen, die für ein Neugeborenes am besten geeignete Dosis oder Art eines Medikaments auf der Grundlage seines genetischen Profils zu bestimmen. Dadurch können potenziell schädliche Nebenwirkungen vermieden und die Wirksamkeit der Behandlung optimiert werden.

Die Genetik in der Neonatologie hat auch große Auswirkungen auf die Familien. Wenn bei einem Neugeborenen ein genetischer Zustand festgestellt wird, kann dies zu Tests bei Familienmitgliedern führen und manchmal genetische Risiken aufdecken, die ihnen nicht bewusst waren. Außerdem können Angehörige der Gesundheitsberufe durch ein besseres Verständnis der Genetik eines Zustands den Eltern eine fundiertere Unterstützung und Beratung bieten und ihnen helfen, sich durch die komplexen und emotionalen Herausforderungen zu navigieren, die mit der Betreuung ihres Kindes verbunden sind.

Und schließlich erweitert die Genetik die Grenzen des Möglichen in der Neugeborenenpflege. Mit dem Aufkommen innovativer Gentherapien nähern wir uns einer Zeit, in der früher unheilbare Krankheiten behandelt oder sogar geheilt werden könnten, indem man direkt auf die defekten Gene abzielt.

Die Auswirkungen der Genetik in der Neonatologie auf die Diagnose und Pflege sind weitreichend. Sie bietet spannende Möglichkeiten für eine personalisierte Medizin, verbessert die Aussichten für viele Neugeborene und beleuchtet den Weg ihrer Betreuung, während sie ihre Familien auf ihrem Weg unterstützt.

Genetische Beratung und Unterstützung von Familien

Die genetische Beratung in der Neonatologie hat sich als zentrales Element der ganzheitlichen Betreuung von Familien etabliert. Durch die Verbindung von Wissenschaft, Einfühlungsvermögen und Bildung soll sie die Familien durch die komplexen Zusammenhänge der Genetik führen und sie gleichzeitig emotional unterstützen.

Wenn bei einem Neugeborenen ein Gendefekt oder eine Erbkrankheit festgestellt wird, können die Emotionen für die Eltern überwältigend sein. Sie stellen sich oft Fragen wie: "Warum passiert uns das?", "Was bedeutet das für die Zukunft meines Kindes?" oder "Besteht ein Risiko für künftige Kinder?". Hier kommt die genetische Beratung ins Spiel, die klare und sachliche Antworten auf diese Fragen bietet.

Der genetische Berater, ein Spezialist, der darin geschult ist, genetische Informationen zu interpretieren und in verständliche Begriffe zu übersetzen, begleitet die Eltern bei ihrer Suche nach Verständnis. Er liefert detaillierte Informationen über die Art der Anomalie oder Krankheit, die Auswirkungen auf das Kind und die Familie und die verfügbaren Behandlungs- oder Betreuungsoptionen.

Neben dem informativen Aspekt spielt der genetische Berater jedoch auch eine wesentliche Rolle bei der emotionalen Begleitung. Mit oft unerwarteten Nachrichten konfrontiert, können Eltern eine Mischung aus Schock, Trauer, Wut und Verwirrung empfinden. Der Berater bietet einen sicheren Raum, in dem die Eltern ihre Gefühle ausdrücken, Fragen stellen und Trost finden können.

Die genetische Beratung endet nicht mit der Neugeborenenzeit. Wenn das Kind heranwächst, können Fragen zu Aspekten wie Schulbildung, Fortpflanzung oder sogar zum Sozialleben auftauchen. Der Berater bleibt ein wertvoller Verbündeter und führt die Familie durch jede Phase der Reise.

Darüber hinaus kann der genetische Berater auch dabei helfen, die Risiken für andere Familienmitglieder, z. B. Geschwister oder zukünftige Kinder, abzuschätzen. Durch die Bereitstellung von Informationen über verfügbare Gentests und die Beratung bei Entscheidungen über die Fortpflanzung unterstützt er die Familie als Ganzes.

Die genetische Beratung in der Neonatologie ist mehr als nur die Weitergabe von Informationen. Sie ist eine echte Partnerschaft zwischen dem Berater und der Familie, die darauf abzielt, sowohl Wissen als auch emotionale Unterstützung zu vermitteln. Im komplexen und manchmal verwirrenden Labyrinth der Genetik dient der Berater als Führer, Anker und Vertrauter, der dafür sorgt, dass sich jede Familie aufgeklärt, unterstützt und verstanden fühlt.

Kapitel 26 :
DIE BEDEUTUNG VON HAUT ZU HAUT UND DES MENSCHLICHEN KONTAKTS

Nachgewiesene Vorteile des Haut-zu-Haut-Kontakts

Der Haut-zu-Haut-Kontakt, oft auch als "Känguru-Methode" bezeichnet, ist eine Praxis, bei der Mutter oder Vater ermutigt werden, ihr Neugeborenes auf ihren nackten Oberkörper zu legen und so den direkten Haut-zu-Haut-Kontakt zu fördern. Diese scheinbar einfache Technik hat tief greifende und wissenschaftlich belegte Vorteile für das Neugeborene, die Mutter und die Eltern-Kind-Beziehung. Hier ist eine fließende Erkundung dieser Vorteile :

Von den ersten Augenblicken des Lebens an schafft der Haut-zu-Haut-Kontakt eine sichere Umgebung für das Neugeborene. In der beruhigenden Wärme der Haut seiner Eltern findet das Baby einen Raum, der es an den Mutterleib erinnert. Dieser sanfte Übergang von der intrauterinen Welt in die äußere Umgebung stabilisiert den Herz- und Atemrhythmus des Säuglings. Er empfindet weniger Stress, was sich in weniger häufigem Weinen und spürbarer Entspannung äußert.

Der direkte Hautkontakt erleichtert auch die Wärmeregulierung des Neugeborenen. Die Temperatur der Mutter passt sich auf natürliche Weise den Bedürfnissen ihres Babys an und wärmt oder kühlt es je nach Bedarf. Dies ist besonders vorteilhaft für Frühgeborene, die oft Schwierigkeiten haben, ihre eigene Körpertemperatur zu halten.

Auf physiologischer Ebene fördert der Haut-zu-Haut-Kontakt auch die Besiedelung der Haut des Babys mit den nützlichen Bakterien der Mutter und trägt so zur Bildung eines gesunden Hautmikrobioms bei - ein erster wichtiger Schritt zum Aufbau eines robusten Immunsystems.

Die Vorteile des Haut-zu-Haut-Kontakts gehen jedoch über die reine Physiologie hinaus. Für die Mutter verstärkt diese Intimität die Ausschüttung von Oxytocin, das oft als "Liebeshormon" bezeichnet wird. Es fördert die mütterliche Bindung, hilft beim Abbau von postpartalem Stress und regt sogar die Milchbildung an, wodurch das Stillen leichter fällt.

Die Känguru-Methode hat auch Vorteile für die Entwicklung des Gehirns von Babys gezeigt. Kinder, die von regelmäßigem Haut-zu-Haut-Kontakt profitierten, hatten tendenziell eine bessere Stressreaktion, verbesserte soziale Kompetenzen und langfristig sogar eine bessere Kognition.

Darüber hinaus sind die Vorteile nicht auf Mutter und Kind beschränkt. Väter, die den Haut-zu-Haut-Kontakt mit ihren Neugeborenen praktizieren, entwickeln ebenfalls eine tiefere Bindung und fühlen sich in ihrer Elternrolle stärker eingebunden und kompetenter.

Der Haut-zu-Haut-Kontakt ist weit mehr als eine einfache Umarmung. Er ist ein zarter Tanz aus Physiologie und Emotionen, der ein starkes Band zwischen Eltern und Kind knüpft und den Grundstein für eine gesunde und liebevolle Beziehung für die kommenden Jahre legt.

Praktische Umsetzung und Sicherheitshinweise

Die Umsetzung des Haut-zu-Haut-Kontakts ist zwar in der Theorie einfach, erfordert jedoch bestimmte Vorsichtsmaßnahmen und Richtlinien, um die Sicherheit des Neugeborenen und des Elternteils zu gewährleisten. Die Integration dieser Praxis in die neonatale Pflege muss konsequent und sorgfältig durchgeführt werden. Im Folgenden finden Sie eine flüssige Darstellung der praktischen Umsetzung und der Sicherheitsrichtlinien :

Praktische Umsetzung :

- **Vorbereitung**: Achten Sie darauf, dass der Raum eine angenehme Temperatur hat, damit das Baby nicht unterkühlt wird. Die Umgebung sollte ruhig sein, möglichst mit gedämpftem Licht.
- **Position**: Ob Mutter oder Vater, die Person sollte in einer halb liegenden Position sein und den Rücken stützen. Verwenden Sie Kissen oder Polster, um es bequemer zu machen.
- **Anziehen des Babys**: Das Neugeborene sollte bis auf die Windel ausgezogen sein und wenn möglich eine Mütze tragen, um die Wärme des Kopfes zu erhalten.
- **Platzierung** : Legen Sie das Baby sanft auf den Oberkörper des Elternteils, wobei der Kopf zur Seite gedreht wird, um eine leichte Atmung zu gewährleisten. Der Kopf des Babys sollte sich auf Brusthöhe befinden, so dass Sie leicht auf den Herzschlag des Elternteils hören können.
- **Decke**: Verwenden Sie eine Decke oder ein leichtes Laken, um den Rücken des Babys zu bedecken und es so warm zu halten.
- **Dauer**: Idealerweise sollte der Haut-zu-Haut-Kontakt mindestens eine Stunde oder länger dauern, da dies

genügend Zeit bietet, um mehrere Schlaf- und Wachzyklen zu durchlaufen.

Sicherheitshinweise :

Überwachung: Es ist wichtig, dass der Elternteil während der Sitzung bei vollem Bewusstsein und wachsam ist und sedierende Medikamente oder übermäßige Müdigkeit vermeidet.

Kein Schlaf: Um die Gefahr eines Sturzes oder Erstickens zu vermeiden, sollte der Elternteil nicht mit dem Baby auf dem Körper einschlafen. Wenn der Elternteil spürt, dass er kurz vor dem Einschlafen ist, sollte das Baby wieder in die Wiege gelegt werden.

Atmung: Achten Sie immer darauf, dass Nase und Mund des Babys nicht blockiert sind und dass es frei atmen kann.

Raucher: Eltern, die rauchen, sollten den Haut-zu-Haut-Kontakt unmittelbar nach dem Rauchen vermeiden, da die Tabakrückstände für das Baby schädlich sein können.

Gesundheit des Babys: Wenn das Neugeborene besondere gesundheitliche Probleme hat, sollten Sie unbedingt vor Beginn der Praxis einen Gesundheitsexperten konsultieren.

Hygiene: Vor Beginn der Sitzung sollten sich die Eltern gründlich die Hände waschen.

Der Haut-zu-Haut-Kontakt ist eine wirkungsvolle Intervention, die bei richtiger Durchführung unzählige Vorteile für das Neugeborene und den Elternteil bieten kann. Die Sicherheit sollte jedoch immer an erster Stelle stehen.

Kapitel 27 :
AUGENPFLEGE IN DER NEONATOLOGIE

Die Frühgeborenen-Retinopathie verstehen

Was die intrauterine Reifung betrifft, so entwickelt sich jedes Organ in seinem eigenen Tempo. Das Auge, dieses empfindliche Organ, das uns die Außenwelt erschließt, bildet hier keine Ausnahme. Wenn ein Baby jedoch zu früh auf die Welt kommt, wird diese Entwicklung unterbrochen, und das Auge ist möglicherweise noch nicht ganz bereit für seine neue Umgebung. Hier kommt die Frühgeborenenretinopathie (ROP) ins Spiel.

ROP ist eine Erkrankung, die hauptsächlich die Blutgefäße in der Netzhaut betrifft, der dünnen Membran auf der Rückseite des Auges, die das Licht auffängt und uns das Sehen ermöglicht. Bei Frühgeborenen ist die Netzhaut nicht immer vollständig mit Blutgefäßen versorgt. Sobald sie sich außerhalb der Gebärmutter befinden, können Faktoren wie ein schwankender Sauerstoffgehalt ein abnormales Wachstum der Blutgefäße auslösen. Diese neuen Gefäße sind brüchig und können bluten, was das Risiko einer Netzhautablösung und möglicherweise Erblindung mit sich bringt.

Es ist faszinierend, sich daran zu erinnern, dass diese Erkrankung vor dem Aufkommen der modernen Frühgeborenenversorgung nahezu unbekannt war. Dies ist eine paradoxe Folge des Erfolgs der modernen Medizin: Indem wir Leben retten, die jünger sind als je zuvor, haben wir uns Herausforderungen gestellt, die die Natur nie vorhergesehen hat.

Das Verständnis und die Behandlung von ROP erfordern eine enge Zusammenarbeit zwischen Neonatologen und Augenärzten. Regelmäßige Untersuchungen der Netzhaut von Risikobabys sind entscheidend, und Behandlungen wie Laser- oder Kryotherapie können erforderlich sein, um Komplikationen zu verhindern.

Doch über Wissenschaft und Medizin hinaus erinnert uns die ROP daran, wie sehr jede Phase der fetalen Entwicklung ein Wunder des Gleichgewichts ist und wie robust und verletzlich das Leben selbst in seinen frühesten Stadien ist. Sie erinnert uns daran, wie wichtig es ist, angesichts der medizinischen Herausforderungen wachsam zu sein, vorzubeugen, aber auch zu hoffen.

Überwachung und Behandlung

Die Überwachung und Behandlung der Frühgeborenenretinopathie (ROP) ist ein wichtiges Duo bei der Behandlung dieser Erkrankung, um sicherzustellen, dass unsere kleinsten Patienten die besten Chancen haben, ihr Sehvermögen zu erhalten. Entdecken wir, wie die Spezialisten in einer sorgfältigen medizinischen Choreographie diese Komplikation in Angriff nehmen.

Wenn die Sonne beginnt, den Tag zu durchbrechen, stimmen die Vögel ihren Gesang an und signalisieren damit den Beginn einer neuen Morgendämmerung. In ähnlicher Weise sind die ersten Momente im Leben eines Frühgeborenen von Signalen, Messungen und Überwachung geprägt. Die ROP mit ihren potenziell schwerwiegenden Auswirkungen auf das Sehvermögen wird besonders beachtet.

Überwachung: Alles beginnt mit der Identifizierung von Risikobabys. In der Regel sind es die frühesten

Frühgeborenen, die oft vor der 32. Schwangerschaftswoche geboren werden oder bei der Geburt weniger als 1500 Gramm wiegen, die am ehesten eine ROP entwickeln. Diese Babys werden von spezialisierten Kinderaugenärzten engmaschig betreut. Mithilfe eines Ophthalmoskops untersucht der Augenarzt die Netzhaut des Babys auf Anzeichen einer abnormalen Vaskularisierung. Diese Untersuchungen beginnen in der Regel 4 bis 6 Wochen nach der Geburt und werden so lange fortgesetzt, bis die Netzhaut vollständig vaskularisiert ist oder die Krankheit behandelt wurde.

Behandlung: Wenn die ROP fortschreitet und ein Stadium erreicht, das eine Behandlung erfordert, stehen mehrere Optionen zur Verfügung. Die Lasertherapie ist die am häufigsten angewandte. Sie zielt darauf ab, das Wachstum abnormaler Blutgefäße zu stoppen, indem sie die peripheren Bereiche der Netzhaut, die nicht richtig vaskularisiert sind, "verbrennt". Eine weitere Methode ist die Kryotherapie, bei der Kälte eingesetzt wird, um das gleiche Ziel zu erreichen. In einigen Fällen können medikamentöse Injektionen oder sogar chirurgische Eingriffe erforderlich sein.

Die Wahl der Behandlung hängt vom Stadium der Krankheit, ihrer Lokalisation im Auge und den Vorlieben des Spezialisten ab. Eine Sache ist jedoch konstant: die Notwendigkeit einer raschen Behandlung. Rechtzeitiges Handeln ist entscheidend, um die langfristigen Komplikationen der ROP, wie Netzhautablösung oder Erblindung, zu verhindern.

Abgesehen von den Werkzeugen und Techniken ist die ROP-Behandlung ein Zeugnis für die Hingabe der medizinischen Teams. Es ist das stille Versprechen, das jedem Frühgeborenen gegeben wird: "Wir wachen über dich, jeden Herzschlag, jeden Atemzug, jeden Lichtstrahl, der deine Augen durchdringt. Wir sind da und wir werden alles tun, um dir den bestmöglichen Start ins Leben zu ermöglichen".

Prävention und Sensibilisierung

In der sensiblen und nuancierten Welt der Neonatologie nehmen Prävention und Aufklärung einen zentralen Platz ein. Sie sind die Grundpfeiler für die Erhaltung eines zerbrechlichen und vielversprechenden Lebens. Wie eine sanfte Melodie, die die Schritte eines Tanzes leitet, beleuchtet die Prävention den Weg, während die Sensibilisierung die Bande des Verständnisses und des Einfühlungsvermögens zwischen Gesundheitspersonal, Eltern und der Gesellschaft knüpft. Tauchen wir ein in diese Welt, in der jede Geste, jedes Wort und jede Handlung zählt.

Von den ersten Augenblicken des Lebens an ist Prävention in der Neonatologie angesagt. Jede Maßnahme, jedes Protokoll und jede Empfehlung ist darauf ausgerichtet, Risiken zu verringern und das Wohlbefinden der Neugeborenen zu gewährleisten. Die Hände der Fachkräfte werden gründlich gewaschen, die Pflegebereiche werden akribisch desinfiziert und die Ausrüstung wird gewissenhaft überprüft. Alles ist orchestriert, um Komplikationen vorzubeugen, seien es nosokomiale Infektionen, Traumata oder medizinische Fehler.

Die Prävention geht jedoch weit über die Mauern der neonatologischen Abteilungen hinaus. Sie beginnt oft schon lange vor der Geburt, indem die werdenden Eltern vorgeburtlich zu Themen wie Ernährung, Raucherentwöhnung, Einschränkung des Alkoholkonsums oder Vermeidung potenziell schädlicher Medikamente beraten werden. Diese Ratschläge sollen Frühgeburten verhindern und für eine gesunde Schwangerschaft sorgen.

Eine ebenso wichtige Rolle spielt die Aufklärung. Gesundheitsfachkräfte sensibilisieren Eltern für die besonderen Bedürfnisse ihres Neugeborenen und klären sie über die richtige Pflege, die Bedeutung des Hautkontakts und die Signale auf, auf die sie achten sollten. Die Aufklärung trägt auch dazu bei, das Stigma, das mit Frühgeburtlichkeit oder spezifischen medizinischen Bedingungen verbunden ist, zu durchbrechen, indem sie Verständnis und Akzeptanz fördert.

Auf gesellschaftlicher Ebene zielt die Sensibilisierung darauf ab, die breite Öffentlichkeit über die mit der Neonatologie verbundenen Herausforderungen zu informieren, Unterstützung zu fördern und die Forschung voranzutreiben. Sie erinnert an die Bedeutung von Solidarität und Unterstützung durch die Gemeinschaft für Familien, die sich in der Welt der Neonatologie bewegen.

So gehen Prävention und Aufklärung Hand in Hand und bilden eine unzerstörbare Allianz im Dienste der Schwächsten. In diesem Tanz des Lebens erinnern sie uns daran, dass jeder Augenblick kostbar ist und dass wir gemeinsam einen Unterschied machen können.

Kapitel 28 :
HERZPFLEGE IN DER NEONATOLOGIE

Angeborene Herzfehler: Erkennung und Behandlung

In der weiten Welt der Neonatologie ist die Existenz von angeborenen Herzfehlern (ACC) nach wie vor eine der größten Sorgen des Gesundheitspersonals. Diese Anomalien, die das Herz des Neugeborenen von der Empfängnis an betreffen, sind sowohl komplex zu erkennen als auch zu behandeln und erfordern ein hohes Maß an Fachwissen und eine nahtlose Koordination der Pflege. Diese Anomalien zu verstehen bedeutet, in die Geheimnisse des menschlichen Herzens einzutauchen und seine Mysterien zu entschlüsseln.

Das Herz, dieses so lebenswichtige Organ, schlägt von den ersten Augenblicken der Empfängnis an und treibt mit jedem Pulsschlag das Leben voran. Doch manchmal kommt es bei seiner Entstehung zu Abweichungen, die zur Entstehung von ACC führen. Diese Abweichungen können geringfügig oder kritisch sein, aber alle erfordern besondere Aufmerksamkeit.

Die Früherkennung von ACC ist von entscheidender Bedeutung. Sehr oft können die ersten Anzeichen bei vorgeburtlichen Ultraschalluntersuchungen festgestellt werden. Dank moderner Technik sind Fetalkardiologen in der Lage, ein detailliertes Bild des fetalen Herzens zu erstellen und Anomalien wie interventrikuläre Kommunikation, Fallot'sche Tetralogie oder Aortenkoarktation zu erkennen. Wenn eine Anomalie vermutet wird, können weitergehende Untersuchungen wie die fetale Echokardiografie durchgeführt werden.

Bei der Geburt können auch klinische Anzeichen auf das Vorhandensein von ACC hinweisen. Eine Zyanose (bläuliche Färbung der Haut), Atemnot oder eine schlechte Gewichtszunahme können das medizinische Personal alarmieren. Untersuchungen wie eine postnatale Echokardiographie oder Elektrokardiogramme können die Diagnose bestätigen.

Die Behandlung von ACC ist ebenso heikel wie ihre Erkennung. Sie beruht auf einem multidisziplinären Ansatz, an dem Kinderkardiologen, Herzchirurgen, Krankenpfleger und natürlich die Eltern beteiligt sind. Je nach Schweregrad der Anomalie können verschiedene Maßnahmen in Betracht gezogen werden: Medikation, Herzkatheteruntersuchung oder Operation am offenen Herzen. Jede Entscheidung wird unter sorgfältiger Abwägung der Risiken und Vorteile für das Neugeborene getroffen.

Bei dieser Reise durch die ACC ist die Begleitung der Familien von grundlegender Bedeutung. Die Diagnose eines Herzfehlers bei einem Neugeborenen kann für die Eltern sehr erschütternd sein. Die Gesundheitsfachkräfte haben dann eine entscheidende Rolle bei der Aufklärung, Unterstützung und Anleitung und stellen sicher, dass sich jede Familie in jeder Phase unterstützt und informiert fühlt.

Letztendlich erinnern die ACC an die Zerbrechlichkeit, aber auch an die Widerstandsfähigkeit des Lebens. Dank der medizinischen Fortschritte können viele Kinder, die mit diesen Anomalien geboren wurden, heute ein erfülltes und reiches Leben führen. Dies zeugt von der Stärke des menschlichen Herzens und der Entschlossenheit der medizinischen Teams, die an ihrer Seite arbeiten.

Zusammenarbeit mit Kinderkardiologen

Im Herzen der komplexen Welt der Neonatologie ist die Zusammenarbeit mit Kinderkardiologen ein unumgänglicher Schritt, um eine optimale Versorgung von Neugeborenen mit angeborenen Herzfehlern oder anderen Herzproblemen zu gewährleisten. Diese professionelle Allianz, die auf dem Austausch von Fachwissen und transparenter Kommunikation beruht, spielt eine lebenswichtige Rolle, wenn es darum geht, Leben zu retten und den Kleinsten unter uns eine gesunde Zukunft zu sichern.

Die ersten Lebenstage eines Neugeborenen sind von entscheidender Bedeutung, und wenn ein Herzproblem festgestellt wird, zählt jede Sekunde. Hier kommt der Kinderkardiologe ins Spiel, der sich auf das Herz von Kindern spezialisiert hat und mit seinem Fachwissen die Geheimnisse des jungen Herzens entschlüsselt. Auf einer Neugeborenenstation ist seine Anwesenheit gleichbedeutend mit Hoffnung, schnellem Eingreifen und geeigneten Strategien.

Sobald eine Anomalie vermutet wird, sei es aufgrund klinischer Symptome, Routineuntersuchungen oder eines vorgeburtlichen Ultraschalls, wird der Kinderkardiologe hinzugezogen. Seine Aufgabe? Die Diagnose zu bestätigen, den Schweregrad der Erkrankung zu beurteilen und den Aktionsplan festzulegen. Dies kann medikamentöse Eingriffe, nicht-chirurgische Verfahren wie Katheterisierung oder größere Operationen umfassen.

Neben diesen medizinischen Fähigkeiten spielt dieser Spezialist aber auch eine wesentliche Rolle als Brücke zwischen der Neonatologie und der Kardiologie. Indem er Hand in Hand mit den Neonatologen zusammenarbeitet, stellt er sicher, dass die Pflege perfekt auf die spezifischen kardialen Bedürfnisse jedes Säuglings abgestimmt ist. Diese Zusammenarbeit zeigt sich auch in der Fortbildung: Der Kinderkardiologe kann Informations- und Fortbildungsveranstaltungen für die Teams der Neonatologie anbieten und so sicherstellen, dass das Wissen stets auf dem neuesten Stand ist.

Die Beziehung geht noch weiter. Die Eltern, die oft ängstlich und von Unsicherheit überwältigt sind, profitieren sehr von dieser Zusammenarbeit. Der Kinderkardiologe ist dank seiner umfassenden Kenntnisse über Kinderherzkrankheiten in der Lage, die Situation verständlich zu erklären, Perspektiven aufzuzeigen und die Eltern durch den medizinischen Werdegang ihres Kindes zu führen.

Die Zusammenarbeit zwischen Neonatologen und Kinderkardiologen ist weit mehr als nur eine berufliche Koexistenz. Sie ist der Garant für eine ganzheitliche und integrierte Behandlung, bei der jedes Fachwissen in den Dienst des Wohlergehens des Neugeborenen gestellt wird. In diesem medizinischen Ballett ist sich jeder Akteur der Bedeutung seiner Rolle bewusst und bemüht sich, das Beste zu geben, um diesen kleinen schlagenden Herzen eine strahlende Zukunft zu ermöglichen.

Praktische Fälle und Studien

Die reichhaltige und komplexe Neonatologie ist ein Bereich, in dem sich Theorie und Praxis eng miteinander vermischen. Fallbeispiele und Studien bieten Gesundheitsfachkräften eine einzigartige Gelegenheit, zu lernen, sich anzupassen und ihre Methoden ständig zu verbessern. Durch das Eintauchen in reale Situationen ermöglichen sie einen besseren Einblick in die Dynamik der

Pflege, die Herausforderungen, denen man begegnet, und die Lösungen, die man anwendet.

Stellen Sie sich Lisa vor, ein Frühchen, das in der 28. Woche geboren wurde und schon in den ersten Augenblicken ihres Lebens Anzeichen von Atemnot zeigt. Auch die Herzmonitore zeigen Unregelmäßigkeiten an. Das Team der Neonatologie wird sofort alarmiert und zieht den Kinderkardiologen zur Beurteilung hinzu. Eine Echokardiografie wird durchgeführt und zeigt eine interventrikuläre Kommunikation (IVK), eine angeborene Herzerkrankung, die bei Frühgeborenen häufig auftritt.

Dieses Fallbeispiel verdeutlicht die Notwendigkeit einer schnellen und koordinierten Intervention. Die Erstversorgung umfasst die Verabreichung von Medikamenten zur Unterstützung der Herzfunktion und die Beatmung, um Lisa beim Atmen zu helfen. Der Kinderkardiologe entscheidet in enger Zusammenarbeit mit dem Neonatologen über die beste Vorgehensweise: Überwachung des Verlaufs des VSD in der Hoffnung auf einen spontanen Verschluss oder Erwägung eines chirurgischen Eingriffs, falls erforderlich.

Ein weiteres Beispiel wäre Maxime, ein termingeborenes Neugeborenes, das in den ersten 48 Stunden seines Lebens eine schwere Gelbsucht entwickelt. Trotz Phototherapie steigt sein Bilirubinspiegel weiter an, was Anlass zur Sorge über ein mögliches Crigler-Najjar-Syndrom gibt, eine seltene genetische Störung, die den Bilirubinstoffwechsel beeinträchtigt. Das Team zieht einen Genetiker hinzu, um die Diagnose zu bestätigen, die Art des Syndroms zu bestimmen und die Behandlung anzuleiten.

Die Untersuchung dieses Falles würde die Bedeutung von Früherkennung, schnellem Eingreifen und interdisziplinärer

Zusammenarbeit beim Umgang mit seltenen, aber potenziell lebensbedrohlichen Zuständen unterstreichen.

Jedes Fallbeispiel aus der Neonatologie ist ein Fenster zu einer Vielzahl von klinischen Situationen. Sie bieten unschätzbare Lernmöglichkeiten, die es Fachkräften ermöglichen, die Nuancen der neonatologischen Pflege zu verstehen, ihre Fähigkeiten zu verfeinern und eine optimale Versorgung von Neugeborenen zu gewährleisten. Auf der Grundlage dieser Studien entwickelt sich die Welt der Neonatologie weiter und gewährleistet eine immer sicherere und effektivere Pflege für die Schwächsten der Gesellschaft.

Kapitel 29 :
DIE NEONATOLOGIE UND DIE UMWELT

Auswirkungen von Schadstoffen und Toxinen über das Neugeborene

In einer sich ständig verändernden Welt geben die Schadstoffe und Toxine in unserer Umwelt immer mehr Anlass zur Sorge, insbesondere hinsichtlich ihrer Auswirkungen auf die am meisten gefährdeten Menschen: Neugeborene. Diese Substanzen, ob in der Luft, die wir atmen, im Wasser, das wir trinken, oder in unserer Nahrung, können ernsthafte Auswirkungen auf die Entwicklung und die Gesundheit von Säuglingen haben.

Von Beginn des intrauterinen Lebens an ist der Fötus der mütterlichen Umwelt ausgesetzt. Toxine können die Plazenta passieren, wodurch ein potenzielles Risiko für die fetale Entwicklung entsteht. Beispielsweise setzt Tabakkonsum während der Schwangerschaft den Fötus Nikotin und anderen schädlichen Verbindungen aus, wodurch sich das Risiko einer Frühgeburt, eines niedrigen Geburtsgewichts und von Atemstörungen erhöht.

Schwermetalle wie Blei oder Quecksilber können die neurologische Entwicklung von Neugeborenen ebenfalls stark beeinträchtigen. Eine frühe Exposition gegenüber Blei, selbst in geringen Mengen, wird mit Lernstörungen und einem Rückgang des IQ in Verbindung gebracht. Quecksilber, das häufig in bestimmten Fischarten vorkommt, kann die Entwicklung des Gehirns und des Nervensystems stören.

Weitere wichtige Anliegen sind endokrine Disruptoren wie Bisphenole und bestimmte Phthalate, die in vielen Kunststoffen und Haushaltsprodukten enthalten sind. Diese

Verbindungen können die natürlichen Hormone des Körpers nachahmen oder mit ihnen interferieren und so das endokrine und reproduktive System stören.

Auch die postnatale Exposition, insbesondere durch das Stillen, kann Anlass zur Sorge geben. Obwohl Muttermilch ideal auf die Ernährungsbedürfnisse des Neugeborenen abgestimmt ist und viele immunologische Vorteile bietet, kann sie auch ein Übertragungsweg für bestimmte Toxine sein, die sich im Körper der Mutter angesammelt haben.

Eine weitere Expositionsquelle ist die Atemluft des Neugeborenen. Luftschadstoffe wie Feinstaub oder flüchtige organische Verbindungen können Atemwegserkrankungen wie Asthma verschlimmern oder auslösen.

Angesichts dieser Herausforderungen ist ein proaktiver Ansatz von entscheidender Bedeutung. Umfassende Initiativen zur Verringerung der Umweltverschmutzung können in Kombination mit individuellen Maßnahmen wie einer ausgewogenen Ernährung, dem Vermeiden des Rauchens oder der Einschränkung der Exposition gegenüber bestimmten Chemikalien dazu beitragen, die Gesundheit von Neugeborenen zu schützen.

Die Wissenschaft untersucht weiterhin die genauen Auswirkungen von Schadstoffen auf die Gesundheit von Neugeborenen, aber eines ist klar: Prävention und Aufklärung sind entscheidende Schritte, um eine gesunde Zukunft für unsere Kinder zu gewährleisten.

Ökologische Initiativen
in neonatologischen Abteilungen

Das wachsende Bewusstsein für die Auswirkungen auf die Umwelt hat in verschiedenen Bereichen zu einer ökologischen Revolution geführt, so auch im medizinischen Bereich. Neonatologische Abteilungen, die sich ihrer entscheidenden Rolle in den ersten Lebenstagen von Neugeborenen und der großen Menge an medizinischen Abfällen, die sie verursachen können, bewusst sind, haben sich nicht zurückgehalten. Sie haben zahlreiche Initiativen ergriffen, um ihren CO2-Fußabdruck zu verringern und gleichzeitig eine qualitativ hochwertige Versorgung zu gewährleisten.

Der erste Schritt vieler Einheiten bestand darin, ein Öko-Audit durchzuführen, um Bereiche für Verbesserungen zu ermitteln. Dabei stellte sich oft heraus, dass der größte Teil des Abfalls von Einwegprodukten wie Windeln, Handschuhen, Spritzen und anderen medizinischen Verbrauchsmaterialien stammte.

Angesichts dieser Tatsache wurden mehrere Lösungen in Betracht gezogen:

Wiederverwendung und Sterilisation: Anstatt systematisch nach einmaligem Gebrauch zu entsorgen, haben einige Einheiten in sterilisierbare und wiederverwendbare Geräte investiert. Dies kann zwar eine Anfangsinvestition erfordern, reduziert aber langfristig den Abfall erheblich.

Umweltbewusster Einkauf: Der Kauf von Produkten, die umweltfreundlich gestaltet sind oder aus recycelten Materialien hergestellt wurden, sowie die Auswahl von Lieferanten mit nachhaltigen Praktiken tragen ebenfalls dazu bei, den ökologischen Fußabdruck zu verringern.

Abfallwirtschaft : Durch die Einführung einer selektiven Abfallwirtschaft wird so viel wie möglich recycelt und gefährliche Abfälle werden angemessen behandelt.

Energieeinsparung: Die Umstellung auf LED-Beleuchtung, die Optimierung der Heiz- und Kühlsysteme sowie der Einsatz energiesparender Geräte senken den Stromverbrauch erheblich.

Schulung und Sensibilisierung: Das Personal wird in den besten ökologischen Praktiken geschult, und auch bei den Eltern können Sensibilisierungskampagnen durchgeführt werden.

Grüngestaltung: Die Einführung von Pflanzen oder vertikalen Gärten kann nicht nur die Luftqualität verbessern, sondern auch eine beruhigendere und natürlichere Umgebung bieten.

Gemeinschaftsinitiativen: Zusätzlich zu den internen Praktiken organisieren einige Einheiten Wiederaufforstungskampagnen, lokale Reinigungsaktionen oder unterstützen Umweltprojekte in ihren Gemeinden.

Diese Initiativen zeigen, dass es durchaus möglich ist, hochmoderne medizinische Versorgung und Umweltfreundlichkeit miteinander zu verbinden. Mit dem entsprechenden Willen und Engagement können neonatologische Abteilungen eine führende Rolle beim Übergang zu einer nachhaltigeren Gesundheitsversorgung spielen.

Sensibilisierung und Bildung

Sensibilisierung und Aufklärung sind zwei grundlegende Säulen, um den Erfolg jedes medizinischen Versorgungsprogramms zu gewährleisten, insbesondere in einem so spezialisierten Bereich wie der Neonatologie. Sie sollen nicht nur die Sicherheit und das Wohlbefinden der Neugeborenen gewährleisten, sondern auch das Vertrauen der Eltern stärken und eine offene Kommunikation zwischen dem medizinischen Personal und den Familien sicherstellen.

Sensibilisieren, um zu handeln :
Sensibilisierung ist nicht einfach nur die Weitergabe von Informationen. Es ist ein Prozess, der darauf abzielt, die Aufmerksamkeit und das Bewusstsein von Menschen für bestimmte Themen zu wecken, um sie zum Handeln zu veranlassen. Im Zusammenhang mit der Neonatologie könnte dies bedeuten, Eltern für die Bedeutung von Haut-zu-Haut-Kontakt, die Anzeichen einer Infektion bei einem Frühgeborenen oder die Auswirkungen von Umweltreizen auf die Entwicklung des Babys zu sensibilisieren.

Informationsveranstaltungen, Faltblätter, Lehrvideos oder interaktive Workshops können organisiert werden, um Eltern und Personal über bewährte Verfahren in der Neonatologie aufzuklären.

Erziehen, um zu verstehen :
Bildung hingegen hat eine tiefere Bedeutung. Sie zielt darauf ab, Menschen mit dem Wissen und den Fähigkeiten auszustatten, die sie benötigen, um komplexe Situationen zu verstehen und zu bewältigen. Die Eltern eines Frühgeborenen können sich überfordert und ängstlich fühlen. Wenn sie über die besonderen Bedürfnisse ihres Kindes, die verfügbaren Behandlungsmethoden und die langfristigen Perspektiven aufgeklärt werden, kann ihnen das helfen, sich kontrollierter zu fühlen und sich aktiv an der Pflege ihres Kindes zu beteiligen.

Die Umsetzung :
   Schulungssitzungen: Führen Sie regelmäßig Informationssitzungen für Eltern zu Schlüsselthemen durch, z. B. zur Ernährung von Frühgeborenen, zu

den zu beobachtenden Vitalzeichen und zur Entwicklungsförderung.

Lernmaterialien: Stellen Sie den Eltern zuverlässige Broschüren, Bücher und Online-Ressourcen zur Verfügung, damit sie ihr Wissen in ihrem eigenen Tempo vertiefen können.

Interaktive Workshops: Organisieren Sie Workshops, in denen die Eltern durch praktische Übungen lernen können, z. B. über Babymassagetechniken oder Stillmethoden.

Erfahrungsberichte: Laden Sie Eltern, die bereits Erfahrungen mit der Neonatologie gemacht haben, ein, ihre Geschichten zu erzählen, um neuen Familien Hoffnung und Perspektive zu geben.

Kontinuierliche Bewertung: Stellen Sie sicher, dass die Informationen richtig verstanden und angewendet werden, indem Sie regelmäßige Bewertungen durchführen und Raum für Fragen bieten.

Sensibilisierung und Aufklärung sind nicht auf die Eltern beschränkt. Auch das medizinische Personal muss ständig geschult und über die neuesten Entwicklungen in der Neonatologie auf dem Laufenden gehalten werden. Diese Kultur des ständigen Lernens stellt sicher, dass jedes Teammitglied für die bestmögliche Versorgung gerüstet ist und gleichzeitig auch ein wertvoller Ratgeber für die Familien ist, denen sie dienen.

Kapitel 30 :
ZAHNÄRZTLICHE VERSORGUNG IN DER NEONATOLOGIE

Bedeutung der Mundgesundheit von Geburt an

Die Mundgesundheit ist ein wesentlicher Bestandteil der allgemeinen Gesundheit, und sie beginnt bereits bei der Geburt. Neugeborene haben zwar noch keine Zähne, aber die Art und Weise, wie wir ihre Münder pflegen, kann sich ein Leben lang nachhaltig auf ihre Zahngesundheit auswirken. Hier erfahren Sie, warum Mundgesundheit von Anfang an so wichtig ist und wie sie sich in Gewohnheiten niederschlägt, die ein Leben mit gesundem Lächeln fördern.

Die Grundlagen der Mundgesundheit von Geburt an :
- **Vorbeugung von Nuckelflaschenkaries**: Milchzähne sind zwar nur vorübergehend, spielen aber eine entscheidende Rolle für die Mundgesundheit. Sie helfen beim Kauen, Sprechen und bewahren Platz für die späteren bleibenden Zähne. Flaschenkaries kann entstehen, wenn zuckerhaltige Flüssigkeiten wie Milch, Babynahrung oder Saft über einen längeren Zeitraum mit den Milchzähnen in Kontakt bleiben. Wenn man von Geburt an mit einer guten Mundhygiene beginnt, kann man das Auftreten dieser Karies verhindern.
- **Vorbereitung auf die bleibenden Zähne** : Noch bevor die Milchzähne durchbrechen, bilden sich unter der Oberfläche bereits die bleibenden Zähne. Ein gesunder Mund von klein auf bietet eine günstige Umgebung, damit sich diese Zähne richtig entwickeln können.

Gesunde Essgewohnheiten: Wenn Sie von Anfang an Lebensmittel einführen, die der Mundgesundheit förderlich sind, wie ballaststoffreiches Gemüse und kalziumreiche Milchprodukte, kann dies dazu beitragen, Essgewohnheiten zu etablieren, die gesunde Zähne fördern.

Wie man die Mundgesundheit von Geburt an fördert :

Sanfte Reinigung: Noch bevor der erste Zahn kommt, ist es gut, das Zahnfleisch des Babys nach den Mahlzeiten mit einer feuchten Gaze oder einem weichen Tuch sanft zu reinigen, um Bakterien zu entfernen.

Erster Zahnarztbesuch: Es wird allgemein empfohlen, mit dem Kind vor seinem ersten Geburtstag zum Zahnarzt zu gehen. Dieser erste Besuch schafft eine Grundlage für eine regelmäßige Zahnpflege während des ganzen Lebens.

Fluorid: Fluorid stärkt den Zahnschmelz und beugt Karies vor. Der Zahnarzt kann je nach Alter und Bedarf über die Notwendigkeit einer Fluorid-Ergänzung beraten.

Ausgewogene Ernährung: Das Vermeiden von zuckerhaltigen Speisen und Getränken und das Setzen auf eine nährstoffreiche Ernährung trägt zu einer optimalen Mundgesundheit bei.

Vermeidung schädlicher Gewohnheiten: Es ist sehr wichtig, Gewohnheiten wie das Daumenlutschen oder die lange Verwendung des Schnullers zu vermeiden oder einzuschränken, da diese das Kieferwachstum und die Ausrichtung der Zähne beeinträchtigen können.

Mundgesundheit von Geburt an ist mehr als nur eine Frage sauberer Zähne. Sie ist das Fundament, auf dem ein Leben in mundgesundheitlichem Wohlbefinden aufgebaut wird. Indem wir unseren Kindern von Anfang an gesunde Gewohnheiten beibringen, geben wir ihnen die Werkzeuge an die Hand, die sie brauchen, um in jeder Phase ihres Lebens auf ihr Lächeln zu achten.

Prävention und Bildung für Eltern

Prävention und Aufklärung für Eltern sind ein wesentlicher Pfeiler, um die Gesundheit und das Wohlbefinden des Kindes von Anfang an zu gewährleisten. Wer die Herausforderungen dieser Prävention versteht, erkennt, dass jede Phase der Entwicklung eines Kindes einzigartige Möglichkeiten bietet, gesunde Gewohnheiten, angemessene Pflege und aufmerksame Überwachung einzuführen.

Sobald die Schwangerschaft angekündigt wird, tauchen die zukünftigen Eltern in eine neue Welt voller Entdeckungen, aber auch Verantwortung ein. Hier beginnt die Erziehung: Wie kann man das Wohlbefinden der Mutter während der Schwangerschaft sicherstellen, welche Anzeichen gibt es für eine gesunde Entwicklung des Fötus, wie bereitet man sich auf die Geburt vor. Diese Erziehung endet jedoch nicht mit der Geburt; sie fängt gerade erst an.

Die ersten Monate im Leben eines Babys sind von entscheidender Bedeutung. Die Eltern lernen, die Bedürfnisse ihres Kindes zu deuten und ein Weinen aus Hunger von einem Weinen aus Schmerz zu unterscheiden. Sie entdecken die Bedeutung von Schlaf, Ernährung und erster Hilfe. Und hier kommt die Prävention voll zum Tragen. Wenn Eltern die Grundbedürfnisse ihres Neugeborenen verstehen, können sie viele der häufigsten Probleme, von Koliken bis hin zu Windelausschlägen, voraussehen und vermeiden.

Über die Primärversorgung hinaus umfasst die Prävention jedoch auch weiterreichende Aspekte. Wie schafft man eine sichere Umgebung für ein Kind, das zu krabbeln und später zu laufen beginnt? Welche Spielsachen sind für jedes Alter geeignet und wie lassen sich Unfälle im Haushalt vermeiden? Prävention bedeutet auch, die Eltern für die Bedeutung von Impfungen zu sensibilisieren, die Symptome einer Nahrungsmittelallergie zu erkennen oder Erste-Hilfe-Maßnahmen zu erlernen.

Elternbildung bedeutet auch, sie auf ihre neue Rolle vorzubereiten, ihnen zu helfen, die Emotionen zu verstehen, die sie durchströmen, mit Müdigkeit, Stress und manchmal auch mit dem Babyblues umzugehen. Es bedeutet, ihnen Werkzeuge an die Hand zu geben, um eine gesunde Beziehung zu ihrem Kind aufzubauen, die Grundlagen der Kinderpsychologie zu verstehen und ihr Kleinkind bei seinen ersten emotionalen Entdeckungen zu begleiten.

Schließlich bedeutet Vorbeugen und Erziehen auch, eine Gemeinschaft zu bilden. Es bedeutet anzuerkennen, dass die Erziehung eines Kindes nicht nur auf den Schultern der Eltern ruht, sondern Teil einer größeren Dynamik ist, bei der Gesundheitsfachkräfte, die erweiterte Familie, Freunde und sogar die gesamte Gesellschaft eine Rolle spielen. Jede Intervention, jeder Ratschlag, jeder gemeinsame Moment trägt dazu bei, das solide Fundament zu bauen, auf dem ein Kind gedeihen kann.

Prävention und Elternbildung sind also mehr als nur Richtlinien: Sie stellen eine kollektive Verpflichtung für die Gesundheit, Sicherheit und das Glück der neuen Generation dar.

Zusammenarbeit mit Kinderzahnärzten

Die enge Zusammenarbeit mit Kinderzahnärzten ist entscheidend, um eine umfassende Gesundheitsversorgung von Neugeborenen und Kleinkindern zu gewährleisten. Diese Zusammenarbeit ist Teil eines interdisziplinären Ansatzes, bei dem jeder Spezialist sein Fachwissen zum allgemeinen Wohlergehen des Kindes beiträgt.

Bereits in den ersten Lebenswochen spielen Gesundheitsfachkräfte eine herausragende Rolle bei der Aufklärung der Eltern über die Mundgesundheit ihres Kindes. Lange bevor der erste Zahn erscheint, ist es wichtig, die Eltern für gesunde Praktiken zu sensibilisieren, wie z. B. die Vermeidung von zuckerhaltigen nächtlichen Nuckelflaschen, die ein Faktor für frühe Karies bei Säuglingen sein können. Kinderzahnärzte können wertvolle Informationen über die richtige Pflege, das Putzen und sogar über die Bedeutung eines ersten Zahnarztbesuchs vor dem ersten Geburtstag des Kindes geben.

Die Zusammenarbeit endet nicht bei der Vorsorge. Bei Mundkrankheiten oder Missbildungen ist die gemeinsame Behandlung mit einem Kinderzahnarzt von entscheidender Bedeutung. Beispielsweise kann eine angelegte Zunge (Ankyloglossie) zu Stillproblemen bei Neugeborenen führen. Ein Austausch zwischen dem Kinderarzt, dem Laktationsberater und dem Kinderzahnarzt kann zu einer besseren Versorgung des Babys führen.

Darüber hinaus können bestimmte medizinische Erkrankungen Auswirkungen auf die Mundgesundheit haben. Kinder mit angeborenen Herzfehlern beispielsweise müssen wegen des Risikos einer infektiösen Endokarditis möglicherweise vor invasiven zahnärztlichen Eingriffen besonders sorgfältig behandelt werden. Ebenso können bestimmte Medikamente, die Neugeborenen verabreicht werden, die Zahnentwicklung beeinträchtigen, sodass eine frühzeitige Überwachung und Intervention erforderlich ist.

Andererseits kann der Kinderzahnarzt auch eine Schlüsselrolle bei der Früherkennung bestimmter Krankheiten spielen. Anomalien des Gebisses oder der Mundschleimhaut können erste Anzeichen von systemischen oder genetischen Erkrankungen sein. Eine reibungslose Kommunikation zwischen dem Kinderzahnarzt und dem Neonatologen kann daher eine frühzeitige Diagnose und eine angemessene Behandlung erleichtern.

Die Zusammenarbeit zwischen den Fachkräften der Neonatologie und den Kinderzahnärzten ist eine natürliche Symbiose, die darauf abzielt, eine optimale Gesundheit des Kindes von den ersten Tagen an zu gewährleisten. Jeder Spezialist trägt mit seinem Wissen und seiner Erfahrung zu einem umfassenden und harmonischen Behandlungspfad bei, der dem Wohlergehen des Kindes und der Gelassenheit seiner Eltern dient.

Kapitel 31 :
DIE HERAUSFORDERUNGEN
DES SCHMERZES UND SEDIERUNG

Bewertung und Behandlung von Schmerzen bei Neugeborenen

Die Einschätzung und Behandlung von Schmerzen bei Neugeborenen ist von größter Bedeutung, da unbehandelte Schmerzen langfristige Folgen für die Entwicklung des Kindes haben können. Im Gegensatz zu einigen alten Überzeugungen empfinden Neugeborene, auch Frühgeborene, sehr wohl Schmerzen. Das Erkennen und die angemessene Behandlung dieser Schmerzen sind daher für ihr Wohlbefinden von entscheidender Bedeutung.

Schmerzbewertung bei Neugeborenen :
Die Beurteilung von Schmerzen bei Neugeborenen beruht hauptsächlich auf Verhaltens- und physiologischen Beobachtungen. Es wurden mehrere Schmerzbewertungsskalen speziell für Neugeborene entwickelt, z. B. die EDIN-Skala (Newborn Pain and Inconfort Scale) oder die NIPS-Skala (Neonatal Infant Pain Scale). Diese Skalen berücksichtigen verschiedene Indikatoren wie Gesichtsausdrücke (Grimassen, Stirnrunzeln), Weinen, Körperbewegungen, Veränderungen der Herzfrequenz oder der Sauerstoffsättigung.

Schmerzmanagement :
  Nicht-pharmakologische Interventionen :
      Haut-zu-Haut-Kontakt: Auch als Känguru-Methode bekannt, hat sich gezeigt, dass der direkte Kontakt zwischen der Haut der Mutter (oder des Vaters) und der Haut des Babys die

Schmerzwahrnehmung bei schmerzhaften Eingriffen verringert.

Stillen oder Verabreichung von Zuckerlösungen : Zucker (wie Saccharose), der vor einem schmerzhaften Eingriff verabreicht wird, kann die vom Baby empfundenen Schmerzen verringern.

Beruhigende Umgebung : Das Reduzieren von Licht- und Schallreizen und das sichere Einwickeln des Babys können helfen, Stress und Schmerzen zu verringern.

Schnuller : Das Saugen kann beruhigend auf das Neugeborene wirken.

Pharmakologische Interventionen :

Schmerzmittel: Medikamente wie Paracetamol oder Ibuprofen können verwendet werden, immer auf ärztliche Anordnung und unter besonderer Beachtung der Dosierung.

Lokalanästhetika: Sie können bei bestimmten Verfahren eingesetzt werden, um einen lokalisierten Bereich zu betäuben.

Sedierung: In manchen Fällen kann eine leichte Sedierung erforderlich sein, insbesondere wenn das Baby einem invasiveren Eingriff unterzogen werden soll.

Bedeutung von Bildung und Ausbildung :
Es ist von entscheidender Bedeutung, dass alle in der Neonatologie tätigen Gesundheitsfachkräfte darin geschult werden, die Anzeichen von Schmerzen bei Neugeborenen zu erkennen und geeignete Bewertungsskalen zu verwenden. Ein multidisziplinäres Management, an dem Ärzte, Krankenpfleger, Apotheker und andere Spezialisten beteiligt sind, wird eine optimale Schmerzbehandlung bei Neugeborenen gewährleisten.

Das Erkennen und die angemessene Behandlung von Schmerzen bei Neugeborenen sind grundlegend für ihr Wohlbefinden und ihre Entwicklung. Ein Ansatz, der nicht-pharmakologische und pharmakologische Interventionen kombiniert und auf die jeweilige Situation zugeschnitten ist, wird das Wohlbefinden des Babys gewährleisten und die potenziellen negativen Auswirkungen unbehandelter Schmerzen verringern.

Sinnvoller Einsatz von eruhigungsmitteln und Analgetika

Die Verwendung von Beruhigungs- und Schmerzmitteln in der Neonatologie ist ein heikles Thema, das sorgfältige Aufmerksamkeit erfordert. Diese Medikamente haben wesentliche Funktionen, insbesondere um das Wohlbefinden des Neugeborenen bei schmerzhaften oder belastenden Eingriffen zu gewährleisten und um spezifische medizinische Zustände zu behandeln. Ihre Verwendung erfordert jedoch eine genaue Abwägung von Nutzen und Risiko, insbesondere bei Neugeborenen, deren Nervensystem sich noch entwickelt und deren Physiologie sich von der eines Erwachsenen unterscheidet.

Nutzen von Sedativa und Analgetika :
    Schmerz- und Stressreduktion: Diese Medikamente können die Schmerzen bei Verfahren wie Venenpunktionen, Intubationen oder Operationen reduzieren.
    Physiologische Stabilität: Sie können in Stresssituationen zur Stabilisierung von Parametern wie Herzfrequenz, Atmung und Blutdruck beitragen.
    Erleichterung der Pflege: In manchen Fällen kann eine Sedierung erforderlich sein, um medizinische Eingriffe bei unruhigen oder instabilen Neugeborenen durchzuführen.

Assoziierte Risiken :

Nebenwirkungen: Bei Neugeborenen kann es zu ungünstigen Reaktionen auf Medikamente kommen, wie Atemdepression, Herzstörungen oder Auswirkungen auf den Blutdruck.

Neurologische Toxizität: Einige Studien legen nahe, dass eine längere oder wiederholte Exposition gegenüber Sedativa und Analgetika die Gehirnentwicklung von Neugeborenen beeinträchtigen kann.

Abhängigkeit und Entzugssyndrom: Neugeborene, die über einen längeren Zeitraum bestimmten Medikamenten wie Opioiden ausgesetzt sind, können eine Abhängigkeit entwickeln und bei Absetzen der Behandlung Entzugssymptome zeigen.

Empfehlungen für eine sinnvolle Nutzung :

Genaue Schmerz einschätzung: Vor jeder Verabreichung ist es unerlässlich, die Schmerzen oder den Stress des Neugeborenen mithilfe von validierten Bewertungsinstrumenten einzuschätzen.

Auswahl des geeigneten Medikaments: Es sollte das für die jeweilige Situation am besten geeignete Medikament ausgewählt werden, wobei das Nebenwirkungsprofil und mögliche Wechselwirkungen mit anderen Behandlungen zu berücksichtigen sind.

Angemessene Dosierung: Die Dosierung muss genau auf das Gewicht und das Schwangerschaftsalter des Neugeborenen abgestimmt werden, und es ist entscheidend, die Reaktion des Babys auf die Behandlung regelmäßig zu überwachen.

Engmaschige Überwachung: Neugeborene, die mit Sedativa oder Analgetika behandelt werden, müssen sorgfältig überwacht werden, wobei regelmäßig ihre physiologischen Parameter gemessen und ihr neurologischer Zustand beobachtet werden müssen.

Minimierung der Behandlungsdauer: Es wird empfohlen, die Dauer der Exposition gegenüber Sedativa und Analgetika so weit wie möglich zu begrenzen und regelmäßig zu überprüfen, ob ihre Fortsetzung sinnvoll ist.

Aufklärung und Kommunikation: Die Eltern sollten über die Gründe für die Verabreichung dieser Medikamente, den potenziellen Nutzen und die damit verbundenen Risiken informiert werden.

Sedativa und Analgetika haben in der Neonatologie einen unbestrittenen Stellenwert, doch ihr Einsatz muss sinnvoll, überlegt und auf der Grundlage einer kontinuierlichen Nutzen-Risiko-Abwägung für jedes Neugeborene erfolgen.

Nicht-pharmakologische Techniken um Schmerzen zu lindern

Im neonatalen Kontext können Schmerzen langfristige negative Auswirkungen auf die Entwicklung des Gehirns und das Verhalten haben. Glücklicherweise gibt es eine Vielzahl von nicht-pharmakologischen Verfahren, die entwickelt wurden, um bei der Schmerzlinderung bei Neugeborenen zu helfen. Diese Methoden bieten den Vorteil, dass sie den Einsatz von Medikamenten und deren potenzielle Nebenwirkungen minimieren und gleichzeitig eine wirksame Schmerzlinderung gewährleisten.

Haut-zu-Haut-Kontakt (Känguru-Methode): Diese Technik, bei der das Neugeborene auf die nackte Brust der Mutter oder des Vaters gelegt wird, hat positive Auswirkungen in Bezug auf die Stabilisierung des Herzrhythmus, die Verbesserung der Sauerstoffversorgung und die Schmerzlinderung gezeigt.

Stillen/Muttermilch oder Zuckerlösung: Das Stillen während schmerzhafter Eingriffe oder die Verabreichung einer Zuckerlösung kann die Anzeichen von Schmerzen bei Neugeborenen verringern.

Nicht nahrhafter Schnuller: Das Saugen hat bei Babys eine beruhigende und schmerzlindernde Wirkung.

Wickeln oder sanfte Kompression: Das Baby in eine Decke oder ein Laken einzuwickeln und ihm zu erlauben, seine Hände zum Gesicht hin zu bewegen, kann ein Gefühl der Sicherheit vermitteln und die Wahrnehmung von Schmerzen verringern.

Taktile Stimulation: Sanfte Massagen oder therapeutische Berührungen können Stress und Schmerzen reduzieren.

Musiktherapie: Sanfte Musik oder Schlaflieder, die oft von den Eltern ausgewählt werden, können eine beruhigende Wirkung haben und Schmerzen reduzieren.

Ruhige Umgebung: Die Reduzierung von Licht- und Geräuschreizen in der Umgebung des Kindes kann das Stressniveau und damit auch die Schmerzwahrnehmung senken.

Bequeme Lagerung: Das Baby mithilfe von Kissen oder Rollen in eine natürliche und bequeme Position zu bringen, kann helfen, Beschwerden zu verringern.

Elterliche Präsenz: Allein die Tatsache, dass ein Elternteil in der Nähe ist, der leise spricht oder singt, kann beruhigend auf das Baby wirken.

Beruhigende Gerüche : Einige Studien legen nahe, dass z. B. der mütterliche Geruch beruhigende Eigenschaften für Neugeborene haben kann.

Verhaltensbezogene Interventionen: Diese Interventionen können Ablenkungstechniken wie die Verwendung von Bildern oder visuellem Spielzeug beinhalten, um die Aufmerksamkeit des Babys von den Schmerzen abzulenken.

Es ist unbedingt zu beachten, dass die Wirksamkeit dieser Techniken von Neugeborenem zu Neugeborenem unterschiedlich sein kann. Außerdem kann die Kombination mehrerer Methoden oft wirksamer sein als eine einzelne Technik. Schließlich ist es entscheidend, die Reaktion des Babys ständig zu beobachten, um sicherzustellen, dass die Technik gut vertragen wird und wirksam ist. Die Schulung und Aufklärung von Pflegepersonal und Eltern über diese Techniken ist von entscheidender Bedeutung, um eine optimale Schmerzbehandlung bei Neugeborenen zu gewährleisten.

Kapitel 32 :
DIE ROLLE DER MUSIK
UND KUNST IN DER NEONATOLOGIE

Positive Auswirkungen der Musiktherapie und Kunsttherapie

Musiktherapie und Kunsttherapie sind zwei ausdrucksstarke Therapieformen, die die jeweilige Kraft der Musik und der visuellen Künste nutzen, um Heilung, Wohlbefinden und persönliches Wachstum zu fördern. Beide Therapien bieten eine Vielzahl von Vorteilen für unterschiedliche Bevölkerungsgruppen, von Säuglingen bis hin zu älteren Menschen. Sie sind besonders wertvoll in Kontexten, in denen Worte allein möglicherweise nicht ausreichen, um Emotionen oder Erfahrungen auszudrücken. Hier ist eine fließende Erkundung der positiven Auswirkungen dieser beiden Therapien :

In einem Raum, der von sanftem Tageslicht erhellt wird, ertönen die Melodien eines Instruments und fesseln die Aufmerksamkeit aller Anwesenden. Diese Szene ist in der Musiktherapie üblich, einer Disziplin, die die Tiefe der Beziehung zwischen Mensch und Musik erforscht. Die Schwingungen und Melodien der Musik haben die Kraft, unser Gehirn zu stimulieren, unsere Seele zu beruhigen und unseren Geist zu revitalisieren. Ob für Patienten mit neurologischen Störungen, Kinder mit besonderen Bedürfnissen oder ältere Menschen, die gegen die Einsamkeit ankämpfen, bietet die Musiktherapie einen Rettungsanker und hilft ihnen, unterdrückte Emotionen auszudrücken, ihre kognitiven Fähigkeiten zu verbessern und sogar ihre motorischen Funktionen zu stärken.

Parallel dazu liegt in einem anderen Raum der frische Geruch von Farbe in der Luft. Hände aller Altersgruppen sind am Werk und verwandeln weiße Leinwände in Kaleidoskope aus Farben und Emotionen. Die Kunsttherapie bietet einen Zufluchtsort, an dem Traumata, Ängste und Träume dargestellt werden können, was oftmals verborgene Perspektiven und Realitäten offenbart. Für diejenigen, denen es schwerfällt, ihre Gefühle zu verbalisieren, wird die Kunst zu ihrer Stimme, einem Mittel, um das auszudrücken, was zu tief oder zu schmerzhaft ist, um in Worte gefasst zu werden. Kunsttherapie kann das Selbstwertgefühl stärken, Resilienz entwickeln und ein Gefühl der Erfüllung vermitteln.

Durch die Kombination von Musik und Kunst überwinden diese unkonventionellen Therapien oftmals Sprach- und Kulturbarrieren. Sie bieten Wege zur Heilung, die traditionelle Methoden manchmal übersehen können. In einer Welt, in der Schmerz und Leid oft internalisiert werden, erinnern Musik- und Kunsttherapie an die Bedeutung des Ausdrucks und bieten einen Hoffnungsschimmer für diejenigen, die nach innerem Frieden und Harmonie suchen.

Umsetzung in den Einheiten der Neonatologie

Die Einführung von Musik- und Kunsttherapie auf Neugeborenenstationen mag unerwartet erscheinen, doch diese Ansätze bieten bemerkenswerte Vorteile sowohl für die Neugeborenen als auch für ihre Eltern. In einer Umgebung, die oft von piepsenden Maschinen, gedämpftem Licht und einer Atmosphäre der Sorge geprägt ist, können sanfte Musik und künstlerische Kreativität einen Hauch von Normalität und Trost vermitteln. Wie diese Therapien in einem solchen Umfeld aussehen können, erfahren Sie im Folgenden:

Musiktherapie :

Wiegenlieder und sanfte Gesänge: Eltern werden ermutigt, für ihr Baby zu singen. Der Klang der elterlichen Stimme, insbesondere der Mutterstimme, kann die Herz- und Atemrhythmen des Säuglings stabilisieren und die Eltern-Kind-Bindung stärken.

Sanfte Instrumente: Instrumente wie tibetanische Klangschalen, Glöckchen oder Xylophone mit sanften Tönen können in der Nähe des Inkubators gespielt werden und bringen eine beruhigende Melodie mit sich, die einen Kontrast zu den üblichen Geräuschen auf der Station bildet.

Aufgenommene Musik: Sorgfältig ausgewählte Wiedergabelisten mit sanften Stücken können für Neugeborene in geringer Lautstärke abgespielt werden und helfen ihnen, sich zu entspannen und einzuschlafen.

Kunsttherapie :

Elterliche Kreationen: Eltern können dazu ermutigt werden, Kunstwerke für ihr Baby zu schaffen, z. B. Zeichnungen oder Collagen, die in der Nähe des Inkubators aufgestellt werden können. Dadurch fühlen sie sich nicht nur in die Pflege ihres Kindes einbezogen, sondern können auch ihren eigenen Stress bewältigen.

Fotografie: Eine künstlerische Fotografie von Neugeborenen kann eine wunderbare Möglichkeit sein, jeden kleinen Sieg auf ihrem Weg des Wachstums zu feiern. Dies bietet den Eltern eine andere, positive Perspektive auf die Situation.

Journaling: Die Ermutigung der Eltern, ein Tagebuch über ihre Gefühle, Hoffnungen und Sorgen zu führen, kann als emotionales Ventil dienen und dabei helfen, die Erfahrungen auf der Neonatologie zu verarbeiten.

Das Wichtigste bei der Durchführung dieser Therapien in der Neonatologie ist, dass die Sicherheit und das Wohlbefinden des Neugeborenen gewährleistet sind. Die Musik darf nie zu laut sein, und alle Interaktionen müssen auf die individuellen Bedürfnisse jedes Kindes abgestimmt sein. Schließlich müssen die in diesen Abteilungen tätigen Therapeuten speziell für die Neonatologie ausgebildet sein und die einzigartigen Bedürfnisse dieser Patienten und ihrer Familien verstehen.

Erfahrungsberichte und Fallstudien

In der Neonatologie sind Erfahrungsberichte und Fallstudien von entscheidender Bedeutung, um die Herausforderungen und Erfolge bei der Betreuung von Neugeborenen zu beleuchten und eine solide Grundlage für die Verbesserung der Praxis zu schaffen. Im Folgenden wird erläutert, wie diese Erfahrungsberichte und Studien die Landschaft der Neonatologie erhellen können :

Rückmeldungen :
    Eltern: Die Aussagen von Eltern, die Erfahrungen auf der Neonatologie durchlebt haben, bieten wertvolle Einblicke. Sie können von ihren Ängsten berichten, davon, wie sie vom medizinischen Team unterstützt wurden, oder von den prägenden Momenten ihres Aufenthalts.
    Von medizinischem Personal: Krankenpfleger, Ärzte und andere Gesundheitsfachkräfte können ihre eigenen Herausforderungen und Erfolge sowie die Lehren, die sie aus bestimmten Situationen gezogen haben,

mitteilen. Dieses Feedback kann zukünftige Protokolle und Schulungen beeinflussen.

Ehemalige Patienten : Kinder, die inzwischen erwachsen sind, können manchmal auf ihre Erfahrungen als Frühgeborene oder Patienten der Neonatologie zurückblicken und bieten so eine einzigartige und inspirierende Perspektive.

Fallstudien :

Umgang mit Komplikationen : Eine detaillierte Studie eines Falls, in dem ein Neugeborenes seltene Komplikationen aufwies, kann ein Lerninstrument für Fachkräfte sein. Wie wurde die Situation erkannt? Welche Interventionen wurden eingeleitet? Was war das Ergebnis?

Innovative Interventionen : Die Beschreibung eines Falls, in dem eine neue Technik oder Therapie erfolgreich angewendet wurde, kann als Modell für andere neonatologische Abteilungen dienen.

Ethische Entscheidungen: Fälle, in denen besonders schwierige Entscheidungen getroffen werden mussten, seien es ethische Dilemmasituationen oder Situationen, in denen mehrere medizinische Fachrichtungen involviert sind, können Lernmöglichkeiten in Bezug auf Kommunikation, Zusammenarbeit und Ethik bieten.

Ganzheitliche und alternative Pflege : Die Vorstellung von Fällen, in denen unkonventionelle Ansätze wie Musiktherapie oder therapeutische Berührung erfolgreich in den Pflegeplan eines Patienten integriert wurden, kann andere Stationen dazu ermutigen, diese Methoden zu erforschen.

Erfahrungsberichte und Fallstudien bieten einen konkreten Weg, um zu lernen, sich weiterzuentwickeln und die Pflege in der Neonatologie ständig zu verbessern. Diese Erfahrungsberichte und Studien verkörpern die Realität der Herausforderungen und Triumphe in diesem Bereich und beleuchten die Komplexität und Schönheit der Neonatalmedizin.

Kapitel 33 :
DIE BEDEUTUNG VON KONTINUITÄT DER PFLEGE

Sicherstellung eines fließenden Übergangs zwischen den verschiedenen Versorgungsebenen

Die Gewährleistung eines fließenden Übergangs zwischen den verschiedenen Versorgungsebenen ist von entscheidender Bedeutung, nicht nur für die Kontinuität und Qualität der Patientenversorgung, sondern auch für die Verringerung der Ängste der Familien und der Patienten selbst. Dieser Übergang befindet sich häufig im Schnittpunkt einer Vielzahl von Herausforderungen, von der Koordination zwischen verschiedenen Gesundheitsfachkräften bis hin zum Verständnis und der Akzeptanz von Patienten und ihren Familien. Hier sind einige Schlüsselelemente, um diesen reibungslosen Übergang zu gewährleisten.

1. Effektive Kommunikation :
Kommunikation ist der Eckpfeiler jeder erfolgreichen Umstellung. Die Angehörigen der Gesundheitsberufe beider Versorgungsebenen (derjenigen, von der der Patient kommt, und derjenigen, zu der er geht) müssen effektiv kommunizieren, um sicherzustellen, dass alle relevanten Details weitergegeben werden.

2. Vorausschauende Planung :
Eine erfolgreiche Transition lässt sich nicht improvisieren. Sie erfordert eine sorgfältige Planung, die die medizinischen, emotionalen und sozialen Bedürfnisse des Patienten berücksichtigt.

3. Aufklärung von Patienten und Familien :
Patienten und ihre Familien sollten umfassend darüber informiert werden, was sie bei der Umstellung erwarten können. Dazu gehören Informationen über das neue Versorgungsumfeld, was anders sein könnte und was sie tun sollten, wenn Probleme auftreten.

4. Interprofessionelle Koordination :
Am Übergang zwischen verschiedenen Versorgungsebenen ist häufig eine Vielzahl von Gesundheitsfachkräften beteiligt - von Ärzten über Krankenpfleger bis hin zu Sozialarbeitern und Therapeuten. Eine enge Koordination zwischen diesen Berufsgruppen ist von entscheidender Bedeutung.

5. Nachsorge nach dem Übergang :
Eine regelmäßige Nachsorge nach der Umstellung gewährleistet, dass sich die Patienten gut an ihre neue Pflegeumgebung gewöhnen, und ermöglicht es, mögliche Probleme schnell zu erkennen und zu lösen.

6. Vollständige Dokumentation :
Alle relevanten Details über die Krankengeschichte des Patienten, seine laufenden Behandlungen, seine Bedürfnisse und Vorlieben sollten sorgfältig dokumentiert und bei der Umstellung weitergegeben werden.

7. Berücksichtigung emotionaler Bedürfnisse :
Der Übergang zwischen verschiedenen Versorgungsebenen kann für Patienten und ihre Familien eine belastende Zeit sein. Emotionale Unterstützung zu bieten, sei es durch Berater, Selbsthilfegruppen oder andere Ressourcen, ist daher von entscheidender Bedeutung.

8. Weiterbildung von Fachkräften :
Die Angehörigen der Gesundheitsberufe müssen regelmäßig in den besten Praktiken für die Pflegeüberleitung geschult werden, um sicherzustellen,

dass der Prozess so effizient und reibungslos wie möglich abläuft.

Ein fließender Übergang zwischen den verschiedenen Versorgungsebenen erfordert einen ganzheitlichen Ansatz, der die medizinischen, emotionalen und sozialen Bedürfnisse der Patienten berücksichtigt. Mit sorgfältiger Planung, effektiver Kommunikation und angemessener Schulung kann sichergestellt werden, dass Patienten die Pflege erhalten, die sie brauchen, wenn sie sie brauchen.

Zusammenarbeit zwischen Fachleuten für optimale Kontinuität

Die Zusammenarbeit zwischen Fachkräften steht im Mittelpunkt der heutigen medizinischen Versorgung. Sie ist unerlässlich, um eine optimale Kontinuität der Versorgung zu gewährleisten, Doppelarbeit zu vermeiden, Behandlungsfehler zu reduzieren und ein besseres Verständnis der Gesamtbedürfnisse des Patienten zu gewährleisten. Lassen Sie uns diese Zusammenarbeit in einer fließenden und umfassenden Weise angehen.

Stellen Sie sich ein sorgfältig choreografiertes Ballett vor. Auf der Bühne ist jeder Tänzer für die Harmonie der Darbietung von entscheidender Bedeutung und bringt seine einzigartige Note ein, um ein Gesamtbild zu schaffen. In der Medizin wird dieser komplexe Tanz jeden Tag zwischen verschiedenen Fachleuten orchestriert. Vom Hausarzt bis zum Krankenpfleger, vom Apotheker bis zum Physiotherapeuten bringt jeder Fachmann sein spezifisches Fachwissen ans Patientenbett.

In dieser medizinischen Symphonie spielt die Kommunikation die Rolle des Dirigenten. Ein transparenter und regelmäßiger Informationsaustausch ist entscheidend, um sicherzustellen, dass alle Beteiligten auf der gleichen Wellenlänge sind. Dazu gehören multidisziplinäre Abstimmungssitzungen, klare medizinische Berichte und leistungsfähige technische Hilfsmittel wie elektronische Patientenakten, die einen schnellen und zuverlässigen Zugriff auf die Informationen des Patienten ermöglichen.

Doch über die bloße Kommunikation hinaus erfordert echte Zusammenarbeit gegenseitiges Vertrauen und tiefen Respekt. Jede Fachkraft muss den Wert der anderen anerkennen, ihre Fähigkeiten und ihr Fachwissen verstehen und bereit sein, von ihnen zu lernen. Es ist ein Tanz auf Augenhöhe, bei dem das Ego zugunsten des Wohlergehens des Patienten zurückgestellt wird.

Außerdem beschränkt sich diese Zusammenarbeit nicht auf die Mauern des Krankenhauses oder der Arztpraxis. Sie erstreckt sich auch auf die Gemeinde und bezieht manchmal Sozialarbeiter, Lehrer oder Familienmitglieder mit ein. Sie erkennt an, dass das Wohlbefinden eines Patienten von vielen Faktoren beeinflusst wird, die von seiner sozioökonomischen Situation bis hin zu seinem familiären Umfeld reichen.

Auf dieser kollaborativen Reise spielt auch die Weiterbildung eine Schlüsselrolle. Gesundheitsfachkräfte müssen nicht nur in ihrem eigenen Fachgebiet auf dem Laufenden bleiben, sondern auch die Grundlagen der anderen Disziplinen verstehen, mit denen sie interagieren. Interdisziplinäre Workshops und gemeinsame Seminare können dabei helfen, diese Lücke zu schließen.

Der Patient steht im Mittelpunkt dieser Zusammenarbeit. Er ist nicht nur ein Zuschauer, sondern ein wesentlicher Akteur in diesem Tanz. Die Angehörigen der Gesundheitsberufe sollten sich bemühen, den Patienten in die Gespräche einzubeziehen, seine Bedürfnisse, Sorgen und Wünsche zu verstehen und ihn als gleichberechtigten Partner in seiner eigenen Versorgung zu betrachten.

Wenn also all diese Elemente zusammenkommen - Kommunikation, Respekt, ständige Weiterbildung und aktive Beteiligung des Patienten - kann die Zusammenarbeit zwischen den Fachkräften wirklich blühen und eine optimale Kontinuität der Versorgung und das bestmögliche Ergebnis für jeden Patienten gewährleisten.

Implikationen für die Bildung und Praxis

Interprofessionelle Zusammenarbeit ist keine angeborene Fähigkeit. Sie muss erlernt und perfektioniert werden. In der Neonatologie, wie auch in anderen medizinischen Disziplinen, sind Ausbildung und Praxis von entscheidender Bedeutung, um diese Zusammenarbeit zu erleichtern. Wenn man die Auswirkungen dieser Zusammenarbeit auf die Ausbildung und Praxis betrachtet, lassen sich mehrere Schlüsselelemente erkennen.

1. Integration der interprofessionellen Ausbildung :
Es ist von entscheidender Bedeutung, dass medizinische und Bildungseinrichtungen die interprofessionelle Ausbildung von Anfang an in das Medizinstudium integrieren. Dadurch können Studierende der Medizin, der Krankenpflege, der Pharmazie, der Physiotherapie und anderer verwandter Fachrichtungen Seite an Seite lernen, die Rolle jedes Einzelnen verstehen und Kommunikations- und Teamfähigkeit entwickeln.
2. Simulationen und Fallstudien :
Durch den Einsatz von Simulationen und Fallstudien können sich die Fachkräfte in reale Szenarien hineinversetzen und lernen, wie sie interagieren können. Dies stärkt nicht nur die technischen Fähigkeiten, sondern auch die Beziehungs- und Kommunikationsfähigkeiten.
3. Förderung der Weiterbildung :
Die Medizin entwickelt sich schnell weiter, ebenso wie die

Ansätze zur Zusammenarbeit. Daher müssen sich Fachkräfte kontinuierlich weiterbilden, um über bewährte Verfahren, neue Technologien und Trends in der Zusammenarbeit auf dem Laufenden zu bleiben.

4. Schaffung einer Kultur des gegenseitigen Respekts : Die klinische Praxis sollte eine Kultur fördern, in der alle Teammitglieder wertgeschätzt und respektiert werden. Dazu gehört die Anerkennung der Fähigkeiten und Beiträge jedes Einzelnen und die Schaffung eines Umfelds, in dem sich alle wohl fühlen, wenn sie ihre Meinungen und Anliegen mitteilen.

5. Aufbau eines effektiven Kommunikationssystems : Ein starkes Kommunikationssystem ist entscheidend für eine erfolgreiche Zusammenarbeit. Dazu könnten regelmäßige Teamsitzungen, die Verwendung integrierter elektronischer Krankenakten und klare Protokolle für den Informationsaustausch gehören.

6. Einbeziehung von Patienten und Familien : Patienten und ihre Familien sind wesentliche Mitglieder des Pflegeteams. Daher sollten Fachkräfte darin geschult werden, effektiv mit ihnen zu kommunizieren, ihre Bedürfnisse und Anliegen zu verstehen und sie in den Entscheidungsprozess einzubeziehen.

7. Bewertung und Feedback : Schließlich muss die interprofessionelle Zusammenarbeit wie jede Kompetenz regelmäßig evaluiert werden. Die Teammitglieder sollten ermutigt werden, konstruktives Feedback zu geben und zu erhalten, um weiter zu wachsen und sich zu verbessern.

Die interprofessionelle Zusammenarbeit ist sowohl eine Kunst als auch eine Wissenschaft und erfordert sowohl eine formale Ausbildung als auch eine durchdachte Praxis. Indem wir diese Elemente in die medizinische Ausbildung und Praxis einbeziehen, können wir sicherstellen, dass alle Teammitglieder reibungslos und harmonisch zusammenarbeiten, um die bestmögliche Versorgung zu gewährleisten.

Kapitel 34 :
WEITERBILDUNG
UND ZUKUNFTSAUSSICHTEN

Die Bedeutung von Aktualisierungen Fähigkeiten

In einer Welt, in der sich Technologie, Wissenschaft und Gesellschaft in rasantem Tempo weiterentwickeln, ist es für jeden Berufstätigen zu einer unumgänglichen Notwendigkeit geworden, seine Fähigkeiten auf dem neuesten Stand zu halten. Ob im medizinischen Bereich, in der IT-Branche, im Bildungswesen oder in jedem anderen Bereich - das Wissen von gestern kann heute schnell veraltet sein. Sich auf dem Laufenden zu halten ist daher lebenswichtig, um Relevanz, Effizienz und Sicherheit in der Berufspraxis zu gewährleisten.

Auf die rasante Entwicklung von Technologie und Wissenschaft reagieren: Der technologische und wissenschaftliche Fortschritt ist unaufhaltsam. Was vor ein paar Jahren noch als aktuelle Information oder Technik galt, kann nun durch neue Methoden oder Technologien ersetzt werden.

Sicherheit gewährleisten: Im medizinischen Bereich könnte z. B. die Verwendung alter Methoden oder die Unkenntnis der neuesten Erkenntnisse potenziell das Leben von Patienten gefährden. In der Industrie kann es zu Unfällen führen, wenn man die neuesten Sicherheitsstandards nicht kennt.

Erhöhung der Beschäftigungsfähigkeit: Auf einem wettbewerbsorientierten Arbeitsmarkt ist es wahrscheinlicher, dass diejenigen, die in die Aktualisierung ihrer Kompetenzen investieren, eingestellt werden, in ihrer Karriere vorankommen und ihren Arbeitsplatz behalten.

Sich an ein sich veränderndes Umfeld anpassen: Die Gesellschaft verändert sich, ebenso wie die Bedürfnisse und Erwartungen von Kunden und Patienten. Um relevant zu bleiben und den sich ändernden Bedürfnissen gerecht zu werden, ist es unerlässlich, ständig zu lernen und sich weiterzuentwickeln.

Steigerung des Selbstvertrauens: Die Beherrschung der neuesten Fähigkeiten und Kenntnisse auf dem eigenen Fachgebiet schafft Selbstvertrauen, sodass man berufliche Herausforderungen selbstbewusst angehen kann.

Innovation fördern: Wer sich über aktuelle Trends auf dem Laufenden hält, kann auch zukünftige Veränderungen voraussehen und innovativ sein, anstatt einfach nur mit der Zeit zu gehen.

Behördliche **Anforderungen erfüllen:** In vielen Bereichen gibt es **behördliche** oder berufliche Anforderungen, die eine ständige Weiterbildung erfordern.

Verpflichtung zu Professionalität: Die Aktualisierung der Fähigkeiten spiegelt eine Verpflichtung zu Professionalität wider und zeigt die Entschlossenheit, die bestmögliche Dienstleistung oder Pflege zu erbringen.

Die Aktualisierung von Kompetenzen ist kein Luxus, sondern eine Notwendigkeit. Sie erfordert Zeit, Mühe und manchmal auch finanzielle Ressourcen, aber die Vorteile, die sich daraus ergeben - sowohl für den Einzelnen als auch für die Gesellschaft als Ganzes - sind unbezahlbar. Sie gewährleistet nicht nur Relevanz und Kompetenz in einer sich wandelnden Welt, sondern trägt auch zu einem kontinuierlichen persönlichen und beruflichen Wachstum bei.

Fortschritte in der Neonatologie : an der Spitze des Fortschritts stehen

In der weiten Welt der Medizin hat die Neonatologie, die sich mit der Pflege von Neugeborenen, insbesondere von Frühgeborenen, befasst, im Laufe der Jahrzehnte bemerkenswerte Fortschritte gemacht. In der Neonatologie an der Spitze des Fortschritts zu stehen, bedeutet nicht nur, mit diesen Entwicklungen Schritt zu halten, sondern auch, die nächste Welle von Innovationen vorwegzunehmen und daran teilzunehmen. Hier finden Sie einen fließenden Überblick über die Entwicklung dieses Bereichs und seine Bedeutung in der heutigen medizinischen Landschaft.

Die ersten neonatologischen Intensivstationen (NICUs) bedeuteten eine Revolution in der Behandlung von Neugeborenen, insbesondere von Frühgeborenen. Zuvor waren die Überlebenschancen eines zu früh geborenen Babys minimal. Heute haben diese kleinen Kämpfer dank des technologischen, diagnostischen und therapeutischen Fortschritts nicht nur eine Überlebenschance, sondern auch die Aussicht auf ein Leben mit hoher Lebensqualität.

Die Beatmungsgeräte für Neugeborene wurden z. B. erheblich verbessert und ermöglichen eine sanftere Beatmung, wodurch Lungenschäden minimiert werden. Die Ernährung, die eine entscheidende Rolle für die Entwicklung dieser Babys spielt, ist individueller geworden und berücksichtigt die besonderen Bedürfnisse jedes einzelnen Kindes. Die Fortschritte bei der enteralen und parenteralen Ernährung haben das Wachstum und die neurologische Entwicklung gestärkt.

Die Pharmakologie steht dem in nichts nach. Das Verständnis der pharmakokinetischen Besonderheiten bei Neugeborenen hat zu genaueren Dosierungen und einer sichereren Verabreichung von Medikamenten geführt, wodurch Nebenwirkungen verringert werden.

Über die Technologie und die Medizin hinaus hat der familienzentrierte Ansatz eine ganzheitliche Dimension in die Neugeborenenpflege eingeführt. In Anerkennung der entscheidenden Rolle der Eltern und der Familie fördert dieser Ansatz die aktive Beteiligung der Eltern an der Pflege, wodurch die Eltern-Kind-Bindung von Anfang an gestärkt wird.

Doch mit jedem Fortschritt kommen auch neue Herausforderungen. Die ständigen Innovationen erfordern eine ständige Weiterbildung des medizinischen Personals, um sicherzustellen, dass die geleistete Pflege dem neuesten Stand von Wissenschaft und Technik entspricht. Die Fachkräfte müssen auch durch die heiklen Gewässer der Ethik navigieren, insbesondere wenn es darum geht, Entscheidungen über Leben und Tod zu treffen.

Die Forschung in der Neonatologie entwickelt sich ständig weiter. Jüngste Studien haben die positiven Auswirkungen komplementärer Therapien, wie Musiktherapie oder therapeutische Berührung, auf Neugeborene auf der Intensivstation erforscht. Auch die Genetik bietet spannende Perspektiven für die Frühdiagnose und den Umgang mit angeborenen Anomalien.

In der Neonatologie an der Spitze des Fortschritts zu stehen, bedeutet, mit einem Fuß in den aktuellen Fortschritten verankert zu sein und gleichzeitig den Horizont zukünftiger Möglichkeiten im Auge zu behalten. Es ist ein schwieriger Tanz zwischen Wissenschaft, Technologie, Ethik und Menschlichkeit und erfordert Leidenschaft, Hingabe und die ständige Bereitschaft, Neues zu lernen und zu innovieren.

Karrieremöglichkeiten und Spezialisierungen

Die Neonatologie, ein spezialisierter Zweig der Pädiatrie, bietet eine faszinierende Bandbreite an Karrieremöglichkeiten für diejenigen, die sich leidenschaftlich für die Pflege von Neugeborenen einsetzen. Lassen Sie uns gemeinsam in einen fließenden Überblick über die verschiedenen Karrieremöglichkeiten und Spezialisierungen in diesem Bereich eintauchen.

Die offensichtlichste Karriere in der Neonatologie ist die des Neonatologen. Diese Fachärzte widmen sich der Behandlung von Neugeborenen, insbesondere von Frühgeborenen oder solchen, bei denen es bei der Geburt zu Komplikationen kommt. Um Neonatologe zu werden, ist eine medizinische Grundausbildung erforderlich, gefolgt von einer Spezialisierung in Pädiatrie und einer Subspezialisierung in Neonatologie.

Die Welt der Neonatologie ist jedoch nicht auf die Medizin beschränkt. Es gibt eine Vielzahl von Fachleuten, die zusammenarbeiten, um das Wohlergehen der Babys zu gewährleisten. Krankenpfleger, die auf Neonatologie spezialisiert sind, spielen beispielsweise eine entscheidende Rolle bei der täglichen Pflege und Überwachung von Neugeborenen. Sie sind oft die erste Anlaufstelle für Familien und bieten den Eltern in dieser heiklen Zeit wichtige Unterstützung.

Physiotherapeuten, die auf Neonatologie spezialisiert sind, sind dafür ausgebildet, Neugeborene zu betreuen, die eine Atemunterstützung benötigen oder besondere Bedürfnisse in Bezug auf Mobilität und Muskelentwicklung haben. Sie arbeiten eng mit den Ärzten zusammen, um geeignete Pflegepläne zu erstellen.

Angesichts der heiklen und oft stressigen Natur dieses Bereichs spielen zudem auch Psychologen und

Sozialarbeiter eine entscheidende Rolle. Sie unterstützen Familien bei emotionalen und sozialen Herausforderungen und bieten Beratung, Ressourcen und Raum für die Verarbeitung der komplexen Emotionen, die mit der Geburt eines frühgeborenen oder kranken Kindes verbunden sind.

Andere Fachgebiete, die eng mit der Neonatologie interagieren, sind u. a. medizinische Genetik, Kinderkardiologie, Kinderchirurgie und pädiatrische Neurologie. Jeder Facharzt bringt sein einzigartiges Fachwissen ein, um verschiedene Komplikationen oder Zustände zu behandeln.

Auch außerhalb des klinischen Kontexts gibt es Möglichkeiten für Forscher, die sich für die Neonatologie begeistern. Universitäten, Forschungsinstitute und sogar einige große Krankenhausabteilungen bieten Stellen für diejenigen an, die die Grenzen des Wissens in diesem Bereich erweitern möchten.

Und schließlich gibt es für diejenigen, die eine Neigung zum Unterrichten haben, eine Nachfrage nach Ausbildern für Neonatologie, sei es in medizinischen Schulen, in Krankenpfleger-Ausbildungsprogrammen oder in Workshops zur beruflichen Weiterentwicklung.

Die Neonatologie ist ein reiches und multidimensionales Feld, das eine Vielzahl von Karrieren für diejenigen bietet, die in den entscheidenden ersten Momenten des menschlichen Lebens einen Unterschied machen wollen. Jede Rolle, ob direkt medizinisch oder unterstützend, trägt zu der enormen Aufgabe bei, den bestmöglichen Start ins Leben für diese kleinen Wesen zu gewährleisten.

Schlussfolgerung

Die neonatale Berufung :
mehr als ein Beruf, eine Leidenschaft

Die Neonatologie, ein Bereich, der den allerersten Augenblicken des Lebens gewidmet ist, hallt weit über die Grenzen des einfachen medizinischen Berufs hinaus. Für diejenigen, die sich dafür entscheiden, verkörpert sie eine tiefe Berufung, eine Leidenschaft, die weit über die einfache klinische Praxis hinausgeht. Lassen Sie uns gemeinsam durch diese wunderbare Suche nach Sinn und Hingabe navigieren.

Wenn man eine Neugeborenenstation betritt, spürt man als Erstes diese besondere Atmosphäre, die mit kontrastierenden Emotionen aufgeladen ist. Da ist diese stille Freude, die jeden Herzschlag begleitet, den man hört, jede kleine Hand, die sich um einen Finger schlingt, und jedes Lächeln einer Mutter, die ihr Kind zum ersten Mal hält. Aber es gibt auch diese spürbare Anspannung, diese Last der Verantwortung, die jede Entscheidung, jeden Eingriff begleitet. In diesem Ballett bewegt sich das Personal der Neonatologie mit Anmut und unerschütterlicher Entschlossenheit.

Diese Berufung entsteht oft durch einen Funken, manchmal durch eine persönliche Erfahrung oder einfach durch die Faszination für die Wunder des neugeborenen Lebens. Es ist der Wunsch, an der Grenze des Lebens zu stehen, dort, wo alles beginnt, der Hüter dieser neuen Seelen zu sein, der Führer für diese Familien, die sich in einer Umbruchphase befinden. Jede Fachkraft in der Neonatologie, ob Arzt, Krankenpfleger, Psychologe oder andere, verfolgt dieses Streben mit grenzenloser Hingabe.

Aber was nährt diese Leidenschaft? Ist es die Tatsache, dass diese kleinen Wesen, die so zerbrechlich und doch so widerstandsfähig sind, jeden Tag kämpfen? Ist es die unermessliche Liebe, die man in den Augen der Eltern sieht, dieses Leuchten der Hoffnung und der Dankbarkeit? Oder ist es einfach die Schönheit, die diesem Lebensanfang innewohnt, diese Unschuld und Reinheit, die uns alle an den unschätzbaren Wert jedes Augenblicks erinnert?

In der Neonatologie geht es nicht einfach nur um technische Fähigkeiten und medizinisches Wissen, auch wenn diese von entscheidender Bedeutung sind. Sie ist vor allem eine Herzensangelegenheit. Sie erfordert Sensibilität, Einfühlungsvermögen und innere Stärke, um herzzerreißende Situationen zu bewältigen, aber auch, um jeden kleinen Sieg, jeden Fortschritt zu feiern.

Und in dieser Verschmelzung von Wissenschaft und Seele, von Kompetenz und Mitgefühl liegt die wahre Essenz der Berufung zur Neugeborenenpflege. Es ist nicht nur ein Beruf, es ist eine tiefe Verpflichtung gegenüber dem Leben, ein Schwur, diese kostbaren Anfänge zu begleiten, zu schützen und zu schätzen. Für diejenigen, die sich für diesen Weg entscheiden, wird die Neonatologie mehr als nur ein Beruf: Sie wird zu einem integralen Bestandteil ihres Wesens, zu einem beständigen Echo ihrer Liebe zum Leben und zur Menschheit.

Die neue Generation fördern: Die Zukunft der Neonatologie

Im schummrigen Licht einer Neonatologie-Station, wo jede Sekunde zählt und jede Geste lebensrettend sein kann, zeichnet sich die Zukunft dieser Kleinkinder ab. Parallel dazu zeichnet sich aber auch eine andere Zukunft ab: die

Zukunft der Neonatologie selbst. Die Ermutigung der nächsten Generation von Pflegekräften, sich in dieses Fachgebiet zu vertiefen, seine Herausforderungen anzunehmen und seine Flagge zu tragen, ist von entscheidender Bedeutung, um sicherzustellen, dass die Pflege von Neugeborenen weiterhin Fortschritte macht.

Die Neonatologie mit ihren rasanten technologischen Fortschritten und wissenschaftlichen Entdeckungen entwickelt sich ständig weiter. Diese Dynamik erfordert eine neue Generation von Fachkräften, die leidenschaftlich, engagiert und vor allem in den neuesten Techniken und Kenntnissen geschult sind. Diese jungen Geister mit ihrer Frische und Neugierde sind der Schlüssel, um die Grenzen dessen, was wir wissen und für Neugeborene tun können, zu erweitern.

Aber wie können wir diese zukünftigen Pioniere der Neonatologie inspirieren und motivieren?

Die Geschichten erzählen. Nichts ist mächtiger als das Teilen echter Zeugnisse, Momente des Triumphs und der Tragödie, um die tiefe Wirkung dieses Berufs zu zeigen. Jedes Lächeln eines Kindes, das wider Erwarten überlebt hat, jede Träne, die mit einer Familie in schweren Zeiten vergossen wird, ist ein Testament für die Bedeutung dieses Berufs.

Bereitstellung von Möglichkeiten zum Lernen. Praktika in der Neonatologie, praktische Workshops und Forschungsseminare bieten Studenten und jungen Berufstätigen die Möglichkeit, in die Welt der Neonatologie einzutauchen, von den Besten zu lernen und ihre eigene Leidenschaft zu entdecken.

Unterstützen und Mentoring. Eine starke Begleitung durch erfahrene Berufstätige kann auf dem Weg eines jungen Berufstätigen einen großen Unterschied machen. Ein Mentor kann nicht nur Wissen vermitteln, sondern auch inspirieren, ermutigen und anleiten.

Stellen Sie die Innovation in den Vordergrund. Die neue Generation wurde im digitalen Zeitalter geboren und ist mit Technologie und Innovation vertraut. Indem man zeigt, wie sich die Neonatologie dank technologischer Fortschritte weiterentwickelt, kann man ihr Interesse wecken und sie dazu anregen, die Innovatoren von morgen zu sein.

Die neue Generation zu fördern bedeutet, an die Zukunft zu glauben. Es bedeutet anzuerkennen, dass genau wie diese Babys, die ihr Leben mit so viel Potenzial beginnen, die Neonatologie selbst an einem Punkt des Wachstums steht, bereit, von frischen und entschlossenen Händen geformt zu werden. Die Zukunft der Neonatologie ist hell, hoffnungsvoll und vielversprechend, vorausgesetzt, wir geben die Fackel mit Leidenschaft und Hingabe weiter.

Die Zukunft der Neonatologie

Die Zukunft der Neonatologie, eines medizinischen Fachgebiets, das bereits an der Spitze von Technologie und Innovation steht, verspricht eine faszinierende Konvergenz von technologischen Fortschritten, neuen therapeutischen Ansätzen und einem noch tieferen Verständnis der Bedürfnisse von Neugeborenen zu werden.

1. Fortschrittliche Technologien : In Zukunft werden Technologien wie künstliche Intelligenz und Robotik immer häufiger eingesetzt, um bei der Frühdiagnose und Behandlung von Erkrankungen bei Neugeborenen zu helfen. Vernetzte Monitore könnten eine Echtzeitüberwachung bieten und die Vorboten eines Problems erkennen, lange bevor es sichtbar wird.
2. Genomik und personalisierte Therapien : Da die Gensequenzierung immer zugänglicher wird, wird es möglich sein, genetische Anomalien zu erkennen und

personalisierte Therapien bereits in den ersten Lebenstagen anzubieten.

3. Weniger invasive Techniken: Es werden neue, weniger invasive und präzisere Eingriffsmethoden entwickelt, die den Stress und die Risiken für das Neugeborene verringern und gleichzeitig die Erfolgschancen erhöhen.

4. Biotechnologien : Mithilfe des 3D-Drucks könnten maßgeschneiderte Organe oder Gewebe hergestellt werden, um defekte Organe bei Neugeborenen zu ersetzen.

5. Optimale Umgebung: Eine verstärkte Erforschung der Bedeutung der Umgebung des Neugeborenen (Licht, Geräusche, Berührung) wird zu noch patientenzentrierteren neonatologischen Abteilungen führen, die eine Atmosphäre bieten, die der des Mutterleibs so nahe wie möglich kommt.

6. Größere Rolle der Eltern : Ein besseres Verständnis der Bedeutung der Eltern-Kind-Bindung für den Heilungsprozess wird dazu führen, dass die Eltern noch stärker in die Pflege einbezogen werden, indem sie geschult und in jeder Phase unterstützt werden.

7. Ganzheitliche Ansätze: Die Anerkennung des Nutzens unkonventioneller Methoden wie Musiktherapie oder therapeutischer Berührung könnte zu einem festen Bestandteil der Standardbehandlung in der Neonatologie werden.

8. Interdisziplinäre Zusammenarbeit: In Zukunft werden Neonatologen, Krankenpfleger, Psychologen, Therapeuten und andere Spezialisten noch enger zusammenarbeiten, um eine umfassende Betreuung des Neugeborenen zu gewährleisten.

9. Tele-Neonatologie: Mit der Ausweitung der Telemedizin werden Spezialisten in der Lage sein, Beratung und Konsultationen aus der Ferne anzubieten, wodurch sichergestellt wird, dass Neugeborene überall Zugang zur bestmöglichen Versorgung haben.

Die Zukunft der Neonatologie zeichnet sich als eine Ära der integrierten Versorgung ab, in der Technologie, Wissenschaft und Menschlichkeit zusammenfließen, um Neugeborenen den bestmöglichen Start ins Leben zu ermöglichen. Obwohl sie mit Herausforderungen konfrontiert sind, sieht die Zukunft der neonatologischen Versorgung mit der Leidenschaft und Hingabe der in diesem Bereich tätigen Menschen rosig aus.

Technologische Fortschritte am Horizont

Das letzte Jahrzehnt war Zeuge einer exponentiellen Verbreitung innovativer Technologien in verschiedenen Bereichen, und es sieht so aus, als würde sich dieser Trend in Zukunft noch verstärken. Ob Gesundheit, Energie, Transport oder Kommunikation - technologische Fortschritte gestalten unsere Zukunft auf eine Art und Weise, die wir uns vorher nie hätten vorstellen können. Hier sind einige der vielversprechendsten technologischen Fortschritte am Horizont:

1. Künstliche Intelligenz (KI) und Machine Learning: Obwohl diese Technologien nicht neu sind, wird ihre Integration in verschiedene Bereiche immer weiter vertieft. KI und Machine Learning können nun Krankheiten diagnostizieren, komplexe Energiesysteme steuern und sogar Musik komponieren.

2. Biotechnologien : CRISPR und andere Techniken der Gen-Editierung versprechen, die Medizin zu revolutionieren, indem sie die Möglichkeit bieten, genetische Krankheiten zu heilen und die medizinische Behandlung zu personalisieren.

3. Erweiterte Realität (Augmented Reality, AR) und virtuelle Realität (Virtual Reality, VR): Über das Spielen hinaus haben diese Technologien ein enormes Potenzial in der Berufsausbildung, im Bildungswesen, im Design und sogar in der Medizin.

4. Saubere Energie: Die Forschung zu Batterien, Kernfusion und anderen erneuerbaren Energiequellen deutet auf eine Zukunft hin, in der unsere Abhängigkeit von fossilen Brennstoffen abnehmen könnte.

5. Autonome Fahrzeuge: Von Autos bis hin zu Lieferdrohnen - die Technologie der autonomen Fahrzeuge könnte unsere Verkehrssysteme verändern und Verkehrsunfälle reduzieren.

6. Internet der Dinge (IoT) : Die Verbindung fast aller Geräte mit dem Internet kann zu intelligenten Städten, effizienteren Häusern und einem besseren Verständnis unserer Umwelt führen.

7. Neurotechnologie: Von Schnittstellen zwischen Gehirn und Maschine bis hin zur Kartierung des menschlichen Gehirns - Fortschritte in diesem Bereich könnten die Behandlung neurologischer Erkrankungen verändern und vielleicht sogar die kognitiven Fähigkeiten verbessern.

8. 3D-Druck: Über die schnelle Herstellung von Prototypen hinaus hat der 3D-Druck das Potenzial, die Fertigung, die Medizin (man denke an gedruckte Organe) und sogar den Hausbau zu revolutionieren.

9. Nanotechnologie: Die Verwendung von Partikeln in unglaublich kleinem Maßstab könnte enorme Auswirkungen auf die Medizin, die Energieversorgung und die Fertigung haben.

10. 5G und darüber hinaus: Während die Einführung von 5G noch im Gange ist, verspricht diese Technologie ultraschnelle Downloadgeschwindigkeiten, geringe Latenzzeiten und die Möglichkeit, noch mehr Geräte mit dem Internet zu verbinden.

Der technologische Horizont ist weit und voller Versprechungen. Natürlich kommt mit jedem Fortschritt auch eine eigene Reihe von Herausforderungen, sei es ethischer, wirtschaftlicher oder sozialer Art. Dennoch bietet die Technologie mit zunehmendem Fortschritt beispiellose Möglichkeiten, das Leben zu verbessern, alte Probleme zu lösen und neue Wege für die Zukunft der Menschheit zu eröffnen.

Aktuelle Forschung und ihre Auswirkungen auf die Praxis

Die Forschung spielt eine grundlegende Rolle bei der Entwicklung aller Bereiche, einschließlich der Neonatologie. Durchbrüche in der Forschung bestimmen die besten Praktiken, bieten unschätzbare Einblicke in die Pflege von Neugeborenen und beeinflussen die Richtung, in die sich die Gesundheitsfürsorge entwickeln wird. Hier ein Überblick darüber, wie die aktuelle Forschung die Praxis in der Neonatologie beeinflusst :

1. **Methoden der Ernährung:** Die Forschung hat die außerordentlichen Vorteile von Muttermilch für Frühgeborene hervorgehoben, insbesondere im Hinblick auf die Prävention von nekrotisierenden Darmerkrankungen. Diese Erkenntnis hat viele Neonatologieabteilungen dazu veranlasst, proaktive Maßnahmen zur Förderung des Stillens zu ergreifen.

2. **Neonatales Mikrobiom:** Studien haben gezeigt, dass die ersten Bakterien, die den Darm eines Neugeborenen besiedeln, nachhaltige Auswirkungen auf seine Gesundheit haben können. Infolgedessen gibt es nun ein wachsendes Interesse daran, ein gesundes Mikrobiom bei Neugeborenen zu schützen und zu fördern, insbesondere durch den umsichtigen Einsatz von Antibiotika.

3. **Auswirkungen der Umgebung :** Die Forschung hat gezeigt, wie wichtig eine ruhige Umgebung mit gedämpftem Licht und minimaler Geräuschkulisse für die Entwicklung von Frühgeborenen ist. Dies hat zu

Änderungen bei der Gestaltung von Neugeborenenstationen geführt.

4. Nicht-pharmakologische Ansätze: Studien haben die Wirksamkeit von Techniken wie therapeutischer Berührung, Musiktherapie und Haut-zu-Haut-Kontakt (auch Känguru-Methode genannt) bei der Schmerzbehandlung, der Beruhigung des Neugeborenen und der Verbesserung der Eltern-Kind-Bindung hervorgehoben.

5. Neuroprotektion: Die neuere Forschung konzentriert sich auf die Auswirkungen von Pflege und Interventionen auf das sich entwickelnde Gehirn, was zu Veränderungen in der Art und Weise der Pflege führt, um das Risiko von Hirnschäden zu minimieren.

6. Minimalinvasive Eingriffe: Technischer Fortschritt und Forschung haben zu minimalinvasiven Verfahren bei chirurgischen Eingriffen geführt, wodurch die damit verbundenen Risiken verringert und die Genesung beschleunigt werden.

7. Ethik und Palliativmedizin : Die Forschung zu Ethik und die Erfahrungen von Familien haben die Art und Weise geprägt, wie Angehörige der Gesundheitsberufe mit schwierigen Entscheidungen umgehen, und die Bedeutung von offener Kommunikation, Mitgefühl und Unterstützung bei der Entscheidungsfindung bezüglich der Versorgung am Lebensende hervorgehoben.

Schließlich ist es entscheidend zu erkennen, dass die Forschung zwar die Praxis leiten kann, aber oft eine Lücke zwischen den beiden besteht. Um Forschungsergebnisse in die klinische Praxis zu integrieren, bedarf es einer ständigen Weiterbildung, eines Bewusstseins und der Bereitschaft, die Pflege an die neuen Erkenntnisse anzupassen. Die Forschung ist eine ständige Reise, und ihre Auswirkungen auf die Neonatologie entwickeln sich ständig weiter und führen zu besseren Perspektiven und einer besseren Versorgung für die Schwächsten unter uns.

Zukunftsvision: Wohin könnte uns die Neonatologie in den nächsten Jahrzehnten führen?

Die Neonatologie steht an der Schwelle zu neuen wissenschaftlichen Entdeckungen und technologischen Innovationen und stellt uns eine Zukunft in Aussicht, in der jedes Neugeborene die Chance auf ein gesundes Leben hat, auch wenn es unter widrigen Umständen geboren wird. Doch welche Richtung könnte die Neonatologie in den kommenden Jahrzehnten einschlagen?

In dem Maße, wie das Verständnis der DNA und des menschlichen Genoms wächst, entsteht eine neue Ära der personalisierten Medizin, die ungeahnte Möglichkeiten bietet. Stellen Sie sich eine Welt vor, in der jedes Kind bereits in den ersten Lebensjahren von einer genetischen Kartierung profitiert, die es ermöglicht, nicht nur potenzielle Krankheiten zu identifizieren, sondern auch die beste Art und Weise, sie zu behandeln oder sogar zu verhindern.

Parallel dazu könnte die Biotechnologie mit dem Aufkommen der regenerativen Therapien Türen öffnen, die früher als undurchdringlich galten. Geschädigtes Gewebe könnte mithilfe von im Labor gezüchteten Organen repariert oder sogar ersetzt werden, wodurch Frühgeborene die Chance erhalten, Missbildungen oder Fehlfunktionen zu korrigieren, noch bevor sie sich manifestieren.

Die Integration von Technologie in die Neonatologie wird nicht an dieser Stelle Halt machen. Mit dem Aufkommen von Robotik und künstlicher Intelligenz sind Neonatologieabteilungen denkbar, in denen Roboterassistenten an der Pflege von Neugeborenen mitwirken, indem sie in Echtzeit die Vitalzeichen überwachen, Bedürfnisse antizipieren und sogar erste

Anzeichen von Infektionen oder anderen Komplikationen erkennen.

Die menschliche Dimension wird jedoch weiterhin im Mittelpunkt dieses Fachgebiets stehen. Technologische Fortschritte müssen mit einem ganzheitlichen Pflegeansatz in Einklang gebracht werden. Die Neugeborenenstationen der Zukunft werden wahrscheinlich so konzipiert sein, dass sie die Interaktion zwischen dem Neugeborenen, seiner Familie und dem medizinischen Team noch mehr fördern. Diese Umgebungen, die auf das Wohlbefinden und das emotionale Gleichgewicht aller Beteiligten ausgerichtet sind, werden zu einer schnelleren und ruhigeren Genesung beitragen.

Die Neonatologie von morgen, die reich an wissenschaftlichen Fortschritten und einem erhöhten menschlichen Einfühlungsvermögen ist, verspricht uns eine Zukunft, in der jedes Neugeborene, unabhängig von seinen anfänglichen Herausforderungen, die Chance hat, sich in der Welt, die es erwartet, voll zu entfalten.